"健康·家庭·新生活"指南

全身疼痛退散！

闫琪 刘亮 人邮体育——编著

U0286394

超简单运动
改善身体7大部位慢性疼痛

人民邮电出版社
北京

图书在版编目（CIP）数据

全身疼痛退散！超简单运动改善身体 7 大部位慢性疼痛 / 闫琪，刘亮，人邮体育编著. -- 北京 : 人民邮电出版社，2024. 9. -- （"健康·家庭·新生活"指南）. ISBN 978-7-115-64614-9

Ⅰ. R455

中国国家版本馆 CIP 数据核字第 2024R5T881 号

免 责 声 明

本书内容旨在为大众提供有用的信息。所有材料（包括文本、图形和图像）仅供参考，不能用于对特定疾病或症状的医疗诊断、建议或治疗。所有读者在针对任何一般性或特定的健康问题开始某项锻炼之前，均应向专业的医疗保健机构或医生进行咨询。作者和出版商都已尽可能确保本书技术上的准确性以及合理性，且并不特别推崇任何治疗方法、方案、建议或本书中的其他信息，并特别声明，不会承担由于使用本出版物中的材料而遭受的任何损伤所直接或间接产生的与个人或团体相关的一切责任、损失或风险。

内 容 提 要

本书提供了一系列缓解身体疼痛的科学的运动方法。本书共 5 章。第 1 章首先强调了生活中的不良习惯对身体的负面影响。第 2 章专注于肩部疼痛问题，提供了一系列练习以解决肩部疼痛。在第 3 章中，针对久坐、久站引起的腰痛，以及产后妈妈腰痛和臀部上方疼痛，提供了一系列自我缓解方法。第 4 章讲解了膝关节疼痛的自我缓解方法。第 5 章介绍了用筋膜球来改善身体多个部位疼痛的方法。本书旨在帮助读者通过改变日常生活习惯和进行一系列简单的运动，来有效缓解全身疼痛，提高生活质量。

◆ 编　著　闫　琪　刘　亮　人邮体育

责任编辑　刘日红

责任印制　彭志环

◆ 人民邮电出版社出版发行　　北京市丰台区成寿寺路 11 号

邮编　100164　电子邮件　315@ptpress.com.cn

网址　https://www.ptpress.com.cn

涿州市般润文化传播有限公司印刷

◆ 开本：880×1230　1/32

印张：4　　　　　　　　　2024 年 9 月第 1 版

字数：81 千字　　　　　　　2025 年 5 月河北第 2 次印刷

定价：29.80 元

读者服务热线：(010)81055296　印装质量热线：(010)81055316
反盗版热线：(010)81055315

前言

　　亲爱的读者朋友，在日常生活中，我们可能会面临各种身体疼痛，大多数情况下，我们会寻求外界的帮助，但是其实我们可以尝试通过非常简单的运动方式来改善身体的这些问题，通过聆听自己内心和身体的声音，逐渐改变自己的身体状态。我们可以在忙碌的工作间隙，哪怕就是短短的5分钟，一边运动，一边缓解自己的身体疲劳。这样的努力会让身体感受到更多的安全感，自己的内心世界也会发生改变。

　　在这本书中，你将了解如何解决不良生活习惯造成的身体疼痛，包括五十肩、圆肩驼背、落枕等常见的肩部问题如何进行自我处理；常见的久坐腰痛、久站腰痛问题，产后妈妈的腰痛等问题如何进行自我调整；膝关节不同位置的常见疼痛如何通过自我运动进行恢复。最后，这本书介绍了如何用一个小小的筋膜球，帮助我们改善身体多个部位的疼痛。希望你在阅读这本书之后，将自我调整的方法传递给更多人，让越来越多的人可以收获健康和幸福。

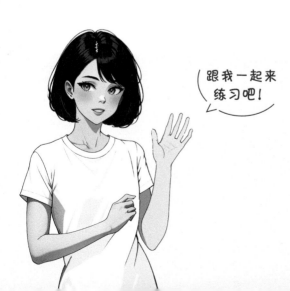

跟我一起来
练习吧！

在线视频访问说明

本书提供了部分动作在线视频和附赠资源，你可以按照以下步骤，获取并观看本书在线视频和附赠资源。

1. 点击微信聊天界面右上角的"+"，弹出功能菜单（图1）。点击"扫一扫"，扫描下方二维码。

2. 添加企业微信为好友后（图2）：

- 若首次添加企业微信，即可获取本书在线视频和附赠资源；
- 若非首次添加企业微信，需进入聊天界面并回复关键词"64614"。

3. 点击弹出的视频链接，即可直接观看视频和附赠资源。

图1

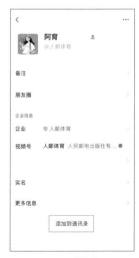

图2

本书阅读指南

　　本书的阅读指南将为你提供深入理解和有效利用本书内容的指引。通过本指南，你将了解本书的写作目的及各部分的主要内容，从而更加高效地进行阅读和学习。

1 了解本书的写作目的

　　在忙碌的日常生活中，我们往往容易忽视身体的声音和需要。本书将带领你深入了解如何通过简单的训练动作，自我调整身体状态，迈向更健康的生活。

2 基础知识讲解

　　在这一部分，我们将深入探讨生活中的不良习惯可能使身体产生疼痛，如久坐腰痛等，并提供详尽的基础知识和方法，以帮助你更好地理解疼痛背后的原因和解决这些疼痛。

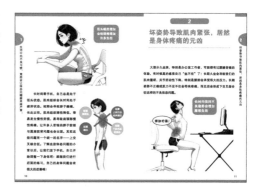

3 实践训练动作

　　在这一部分，我们将教你通过一系列实用的训练动作，全面锻炼身体各个部位。不论是初学者还是经验丰富的运动者，通过实践这些训练动作，都将感受到身体的疼痛得到缓解。

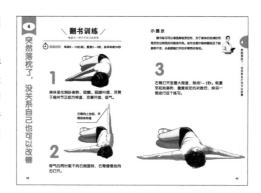

目录 Contents

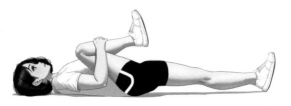

第4章 膝关节疼痛消失了吗？膝关节疼痛居然可以自己缓解！

第5章 小小筋膜球，轻松改善身体多个部位的疼痛

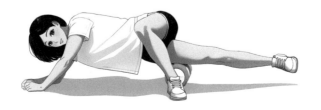

第 **1** 章

生活中不良的日常习惯，可能导致身体疼痛！

生活中的不良习惯，竟然会让体态问题越来越严重！

　　当今社会，"低头族"变得越来越普遍。长时间低头，不仅会给我们的肩颈部带来很大的压力，长期维持这样的不良习惯，还可能导致身体出现异常的体态问题。体态问题不仅影响美观，也会给自己带来一定的心理压力，从而引发更多的问题。下面我们看看长期低头给我们的肩颈部带来的压力。

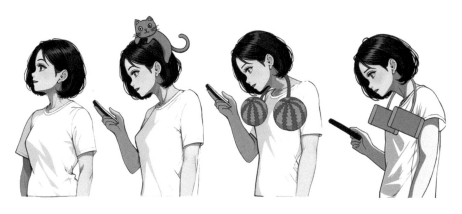

低头0度	低头15度	低头30度	低头60度
负担约2.5千克	负担约5千克	负担约10千克	负担约13.5千克

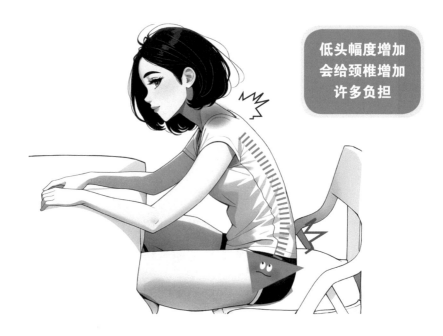

低头幅度增加会给颈椎增加许多负担

长时间看手机，自己总是处于低头状态，肌肉组织会长时间处于疲劳状态。短期会导致脖子酸痛，长此以往，肌肉组织弹性降低，容易发生慢性劳损，易导致肩颈部慢性疼痛，让许多人苦恼的脖子前倾与圆肩驼背问题也会出现。其实这些问题有一个统一的名字——上交叉综合征。了解这些体态问题的小常识后，让我们放下手机，自己开始调整一下身体吧！跟随我们进行后面的练习，自己的身体问题会有很大的改善哦！

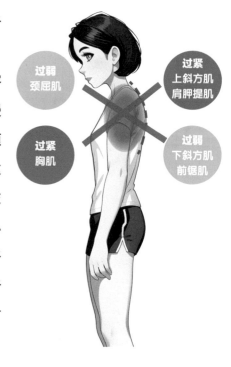

过弱
颈屈肌

过紧
上斜方肌
肩胛提肌

过紧
胸肌

过弱
下斜方肌
前锯肌

坏姿势导致肌肉紧张，居然是身体疼痛的元凶

　　大部分久坐族，特别是办公室工作者，可能都有过腰酸背痛的体验，有时候真的感觉自己"坐不住"了！长期久坐会导致我们的肌肉僵硬，关节活动性下降，特别是腰部会承受很大的压力。长期姿势不正确或肌力不足不仅会带来疼痛，而且还会形成下交叉综合征这样的不良体态问题。

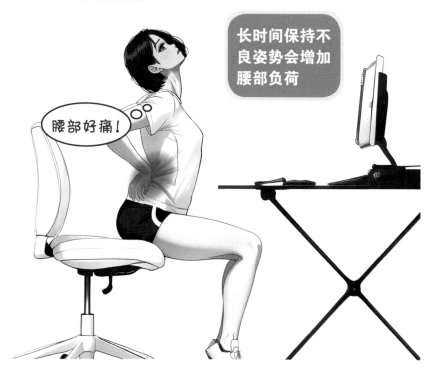

长时间保持不良姿势会增加腰部负荷

腰部好痛！

日常生活中的姿势调整，随时都可以进行

日常生活中引起身体疼痛的因素有很多。在平时的工作和生活中，保持正确的姿势对于体态尤为重要，可以在潜移默化中告别身体疼痛。让我们一起看看正确的日常姿势是怎样的吧！首先来看看正确的站姿。

正面观察：头部应该端正，没有倾斜或扭转的现象。双肩应该保持在同一高度，平齐地放松下沉。双脚应该与臀部保持同宽，脚尖朝前。遵循这些站姿标准有助于保持身体的平衡，减轻脊柱和关节的压力，从而减少姿势相关的问题和疼痛。

侧面观察：耳朵应该与肩部保持在同一条垂线上。双肩应该保持平直，不应该前倾或后仰。脊柱应该自然直立，不应该弯曲或扭曲。膝盖应该微微弯曲，不应该超伸或过度弯曲。

背面观察：从后颈部到臀部中心的这些点应该在一条垂直于地面的直线上，双脚的中间位置也应该在同一条垂直线上。

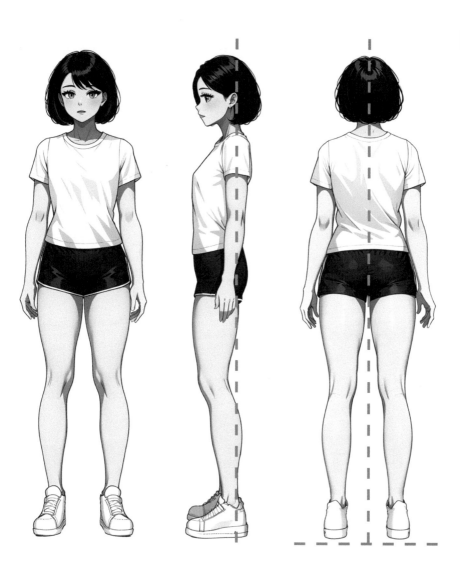

正视图   侧视图   后视图

正确的坐姿是：身体尽量保持三个直角，如下图所示。

一些小的调整也会帮助我们改善坐姿，例如手肘可以在桌面上施加一个支撑力，来降低胸椎承担的头部重量。需要看桌上的电脑或文件时，可以将头部和胸腔一起向前送，来实现离电脑或文件更近的目标。另外，还可以用收下巴的方式来实现视线下移。

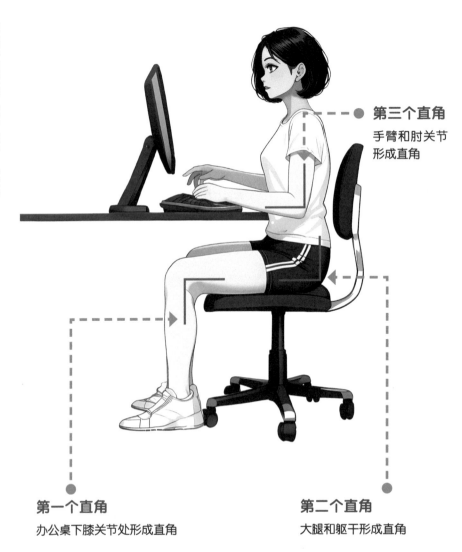

第三个直角
手臂和肘关节
形成直角

第一个直角
办公桌下膝关节处形成直角

第二个直角
大腿和躯干形成直角

正确的走路姿势对于维持身体健康和仪态也是非常重要的。以下是正确的走路姿势的要求。

上半身：昂首挺胸，保持下颌与地面平行，目视前方，不低头或仰头。

肩部放松：让肩部自然下沉，不要耸肩或使肩部紧张。

手臂自然前后摆动：让手臂自然、轻松地随着步伐前后摆动，而不要过于僵硬或紧张。

下半身大腿带动小腿：步伐应该是大腿带动小腿前进，而不是小腿单独前进。先脚跟着地再脚尖着地，每一步应该从脚跟着地开始，然后逐渐向前滚动到脚尖着地，这有助于平稳地行走。

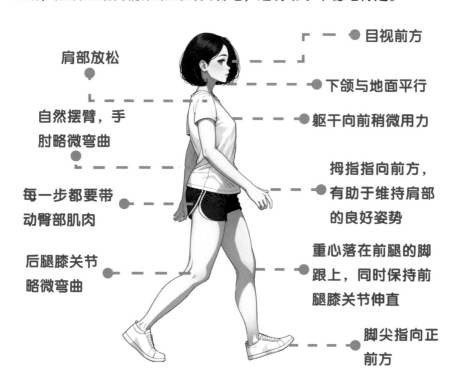

肩部放松

目视前方

下颌与地面平行

自然摆臂，手肘略微弯曲

躯干向前稍微用力

拇指指向前方，有助于维持肩部的良好姿势

每一步都要带动臀部肌肉

后腿膝关节略微弯曲

重心落在前腿的脚跟上，同时保持前腿膝关节伸直

脚尖指向正前方

超有效，日常生活中的好习惯可以避免身体疼痛

生活中的好习惯，可以避免身体疼痛。

减少频繁上、下楼梯：频繁上、下楼会对膝盖产生较大的冲击力，特别是下楼梯时，膝盖承受的压力会增加。

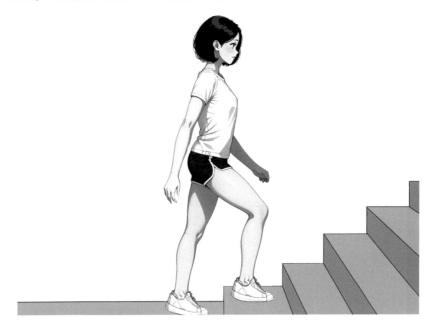

避免不正确的蹲下和起立动作：不正确的蹲下或起立姿势会增加膝盖的负担。

搬重物时正确使用腿部：
搬运重物时如果腿部使用不当，
比如采用过度弯腰而不是用臀腿
部力量蹲下来搬重物的方式，会
对膝盖造成不必要的压力。

以正确的姿势穿鞋和袜子：
穿鞋和袜子时应该在椅子上完
成，不要单腿站立完成这个动作。

洗发时不要过度弯腰：洗
发时尽量站立或者坐着完成，不
要过度弯腰。

穿着合适的鞋子：穿着高跟鞋或其他不能提供足够支撑的鞋
子会改变行走方式，增加膝盖负担。

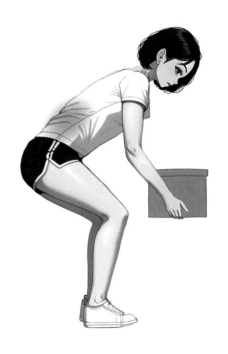

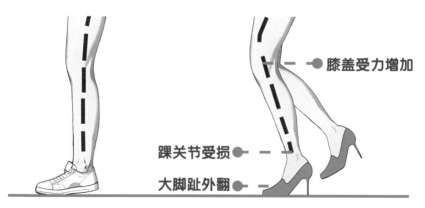

膝盖受力增加

踝关节受损

大脚趾外翻

穿平跟鞋时的下肢状况　　　穿高跟鞋时的下肢状况

在日常家务活动中，其实自己也可以轻松保护身体。下面介绍一些实用的方法和技巧，帮助你在打扫、洗衣服、烹饪等家务劳动中保护自己的身体，减少疼痛的发生。

清洁和打扫：使用长柄工具（如拖把、吸尘器），减少蹲下和弯腰的次数，减轻腰部的压力。

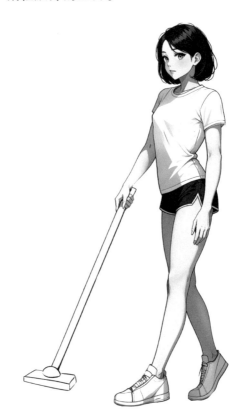

洗衣物：使用前置式洗衣机和烘干机，避免弯腰提取衣物，以减轻腰部的压力。

烹饪和厨房工作：保持工作台和灶台在适当高度，以减少弯腰和伸展的需求，对腰部和膝盖都有好处。

第 **2** 章

马上解决肩部疼痛，做了这些动作，肩部不痛了！

在锻炼之前需要注意下列事宜。

1.进行疼痛评估:若身体疼痛等级为4及以上(如下图所示),则需要待身体薄弱环节得到改善后再开始锻炼。

2.将注意力放在锻炼的身体部位上,关注本体感受。如果在锻炼时漫不经心,那么你的锻炼效果也会大打折扣。

3.动作要正确,始终将动作质量放在首位,保持动作正确,每个动作都要尽量做到位,而不要产生变形。认识到锻炼质量永远是最重要的,不盲目追求大重量或多重复次数的练习。

4.锻炼时应准备弹力带、筋膜球(可以用网球代替)、瑜伽垫等工具进行辅助练习。

5.每个动作做多少组,每组做多少次,要根据自己的水平来决定。

6.选择合适的锻炼时间。不能在吃饭后立刻进行运动。睡前也不宜进行强度过大的锻炼,否则会因为太兴奋而影响入睡。当然,时间也不要太晚,最好安排在22点之前。

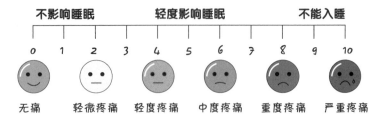

学会俯卧呼吸

学会俯卧呼吸有助于放松压力

⏱ **训练时间** 每组8~10次，重复3~4组，组间间歇30秒

缓慢、持续进行吸气和呼气，注意保持呼吸的节奏

吸气**4秒**
屏气**2秒**
呼气**6秒**

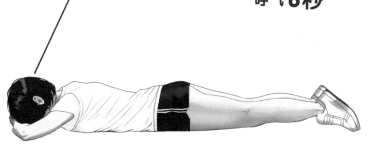

身体放松，呈俯卧姿势，双手叠放在额下，尽量将气体呼出，完成呼吸训练。重复规定的次数。

小提示

正确呼吸有助于降低紧张感，提高身体和心灵的平静程度。这个练习有助于激活副交感神经系统。

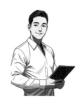

超轻松告别五十肩，轻松抬肩部

手臂爬墙练习

手臂延展有助于增加关节的活动度

🕐 **训练时间** 每侧8~10次/组，重复3~4组，组间间歇30秒

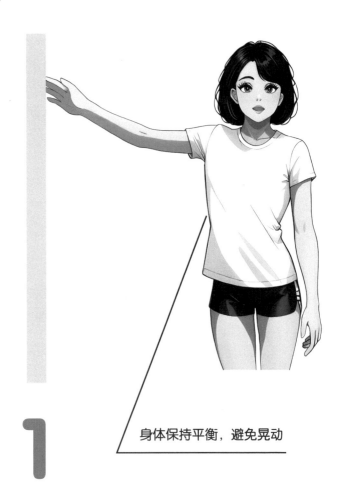

身体保持平衡，避免晃动

1

侧向墙壁站立，指尖尝试去触碰墙壁。

小提示

　　这个练习是常见的五十肩功能训练，可以锻炼多个肌群，有助于改善肩关节的灵活性和协调性。这个训练可以帮助五十肩患者更好地进行恢复，但注意拉伸时不要出现疼痛。

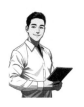

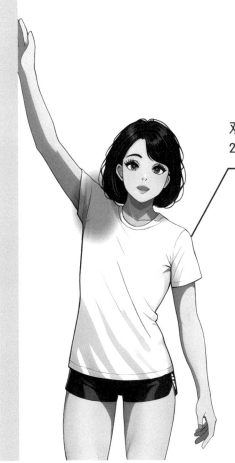

双侧交替，不要弓背，反复10～20次，手臂尽可能向上延伸

2

手指沿着墙壁缓慢向上爬动，使上肢尽量向高处伸展。恢复至起始姿势，重复规定的次数后，换另一侧进行这个练习。

学会肩部绕圈

有助于增加肩关节的灵活性

🕐 **训练时间** 每组8～10次，重复3～4组，组间间歇30秒

超轻松告别五十肩，轻松抬肩部

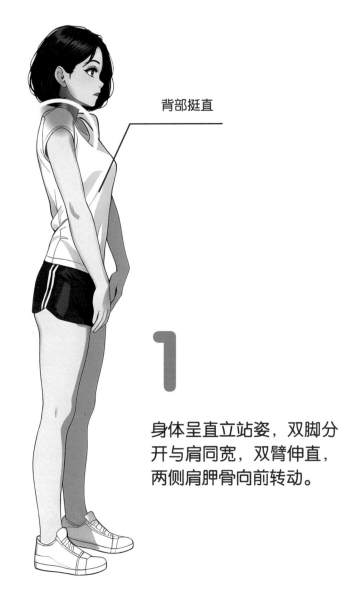

背部挺直

1

身体呈直立站姿，双脚分开与肩同宽，双臂伸直，两侧肩胛骨向前转动。

小 提 示

　　这个练习是常见的肩部伸展和灵活性锻炼方法，可以增加肩关节的灵活性，缓解肩部紧张感，促进肩部肌肉的血液循环。

尝试转动较小的圆圈，然后逐渐增加圆圈的大小和转动的次数

2

以肩关节为中心，两侧肩胛骨转动。重复规定的次数。

肩部慢慢上提练习

肩部僵硬没有那么严重时再练习这个动作

⏱ **训练时间** 每侧8~10次/组，重复3~4组，组间间歇30秒

超轻松告别五十肩，轻松抬肩部

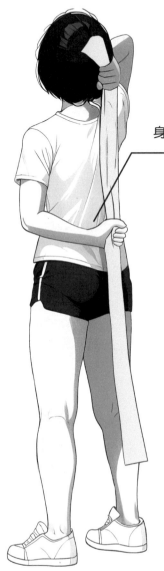

身体保持稳定

1

身体呈直立站姿，双脚分开与肩同宽，双手分别紧握弹力带的两端，右手位于颈后，左手位于下背部，拉紧弹力带。

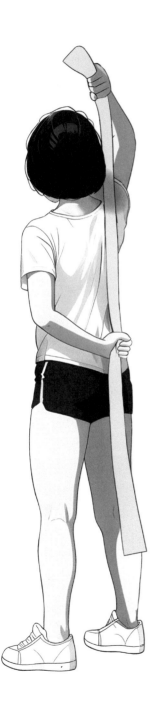

2

右手向上拉弹力带，右
臂上提至最大幅度，
左臂随之上抬。恢复
至起始姿势，重复规
定的次数后，换另一
侧进行这个练习。

小 提 示

　　这个练习可以有效地
锻炼肩部、背部和手臂肌
肉。五十肩的患者等到肩
部不那么僵硬时再进行这
个练习，拉伸时不要过度
用力。

超轻松告别五十肩，轻松抬肩部

学会肩部向外旋

有助于增加肩部的稳定性

🕐 **训练时间** 每组8~10次，重复3~4组，组间间歇30秒

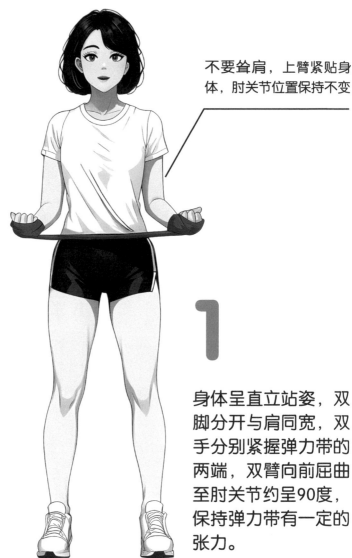

不要耸肩，上臂紧贴身体，肘关节位置保持不变

1

身体呈直立站姿，双脚分开与肩同宽，双手分别紧握弹力带的两端，双臂向前屈曲至肘关节约呈90度，保持弹力带有一定的张力。

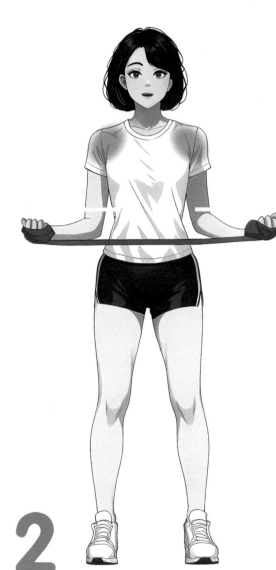

小提示

这个练习有助于增强肩部稳定性和肌肉平衡。这个练习可以帮助你加强肩部周围的肌肉力量，改善不良的姿势，预防肩部受伤。需确保使用适当阻力值的弹力带，以避免过度施加压力。

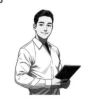

2

上臂夹紧身体，前臂向外旋转，将弹力带两端向身体两侧拉伸，保持肘关节位置不变。恢复至起始姿势，重复规定的次数。

告别圆肩驼背，进行自我恢复

学会 90-90 呼吸

学会 90-90 呼吸可以降低交感神经兴奋性

训练时间 每组8～10次，重复3～4组，组间间歇30秒

> 确保骨盆处于中立位置，不要前倾或后倾

鼻子吸气约4秒，腹部鼓起

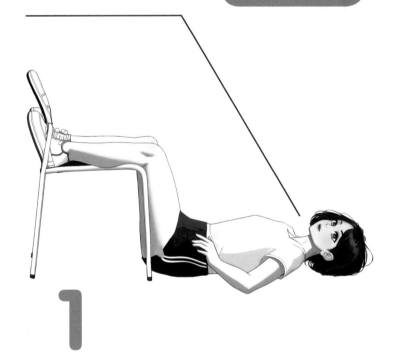

1

身体呈仰卧姿势，小腿放在椅子上，双手放在腹部两侧。用鼻子缓慢吸气。

小 提 示

这个练习是常见的呼吸训练方法，用于改善呼吸模式、增强核心肌肉、调整脊柱姿势等。它主要基于仰卧姿势，可以在地板或者瑜伽垫上完成。

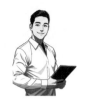

缓慢地通过嘴巴呼气，感受空气由腹部呼出

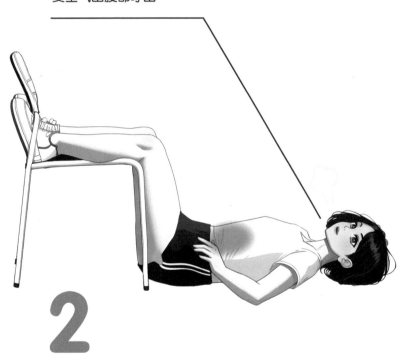

2

用嘴巴缓慢呼出气体，同时收缩腹部，尽量把气吐干净。重复规定的次数。

拥有灵活的胸椎

增加胸椎灵活性有助于改善背部的柔韧性

🕐 **训练时间** 每侧8～10次/组，重复3～4组，组间间歇30秒

告别圆肩驼背，进行自我恢复

左肩固定，背部平直

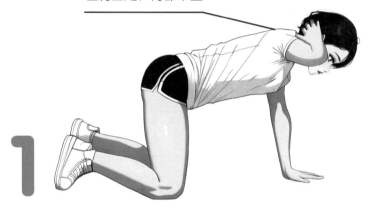

1 身体呈俯撑跪姿，右臂屈肘上抬扶于脑后。

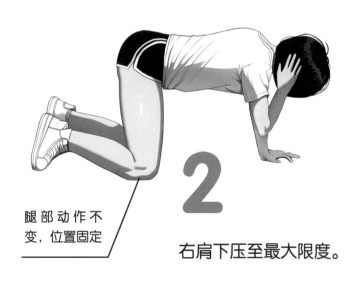

腿部动作不变，位置固定

2 右肩下压至最大限度。

小提示

这个练习是一种胸椎灵活性训练方式，有助于改善背部柔韧性、增强核心肌群，以及促进脊柱的灵活性。运动过程中保持髋部及下肢姿势不变，头部跟随躯干的旋转同步转动。

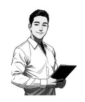

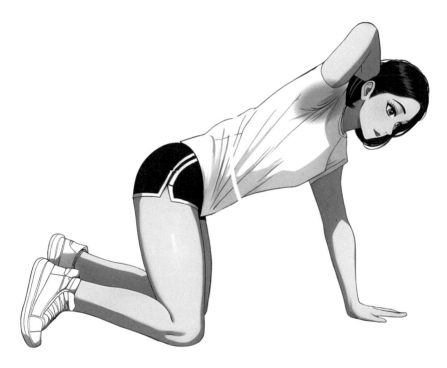

3

躯干向左旋转，右肩上抬至最大限度，保持动作1~2秒。恢复至起始姿势，重复规定的次数后，换另一侧进行这个练习。

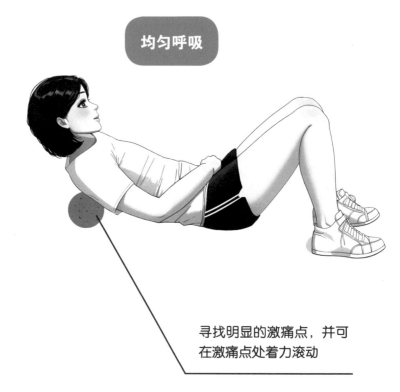

松解僵硬的斜方肌

均匀呼吸，在激痛点处保持 30 ~ 60 秒

⏱ **训练时间** 每组30 ~ 60秒，重复3 ~ 4组，组间间歇30秒

告别圆肩驼背，进行自我恢复

均匀呼吸

寻找明显的激痛点，并可在激痛点处着力滚动

将筋膜球置于一侧肩胛骨上方，双脚带动身体前后移动，使筋膜球在脊柱和肩胛骨之间来回滚动，寻找此区域明显的激痛点，并可在激痛点处着力滚动。保持规定的时间。注意控制力度，按压时局部出现酸痛是正常的，但如果出现剧痛应停止按压，并咨询医生。

通过靠墙天使动作
提升肩部力量

提升一下肩部的力量吧

 训练时间 每组8~10次，重复3~4组，组间间歇30秒

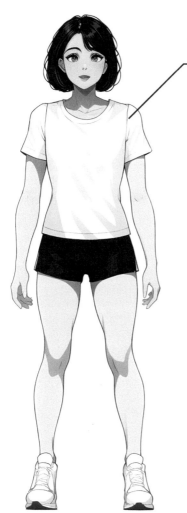

背部挺直，肩部不要耸起

1

身体呈直立站姿，双脚分开与肩同宽，靠墙壁站立，头部、肩部、臀部、脚跟紧贴墙壁。

告别圆肩驼背，进行自我恢复

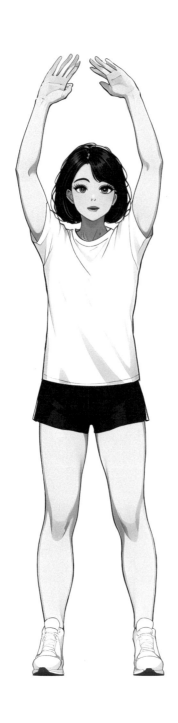

2

双臂屈肘，上臂贴住墙壁向上抬起，前臂靠近墙壁。

小 提 示

　　这个练习可以提升肩部的力量。如果你的症状严重或持续存在，请咨询医生或专业医疗人员以获取准确的诊断和治疗建议。

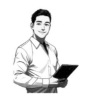

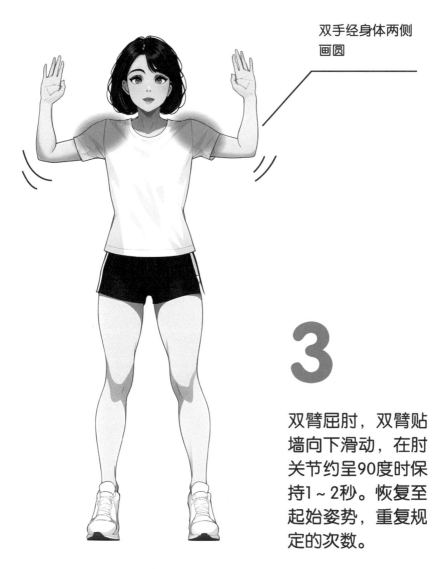

双手经身体两侧
画圆

3

双臂屈肘，双臂贴墙向下滑动，在肘关节约呈90度时保持1~2秒。恢复至起始姿势，重复规定的次数。

背阔肌拉伸

拉伸一下自己僵硬的背阔肌

训练时间 每组30~60秒，重复3~4组，组间间歇30秒

肩膀抬起时好像卡住了，自己也可以恢复

背部平直，避免塌腰、耸肩

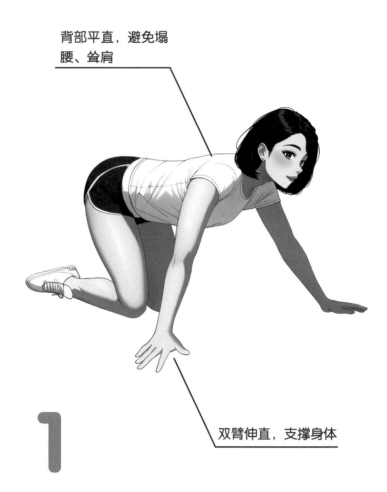

双臂伸直，支撑身体

1

身体呈俯撑跪姿，躯干与地面平行。双臂向身体两侧伸直。

小提示

　　背阔肌是背部较大的肌肉，其经常由于不良的姿势、缺乏伸展及肌肉紧张而出现问题。适当拉伸背阔肌可以改善背部的柔韧性，减轻肩部和背部的紧张感。

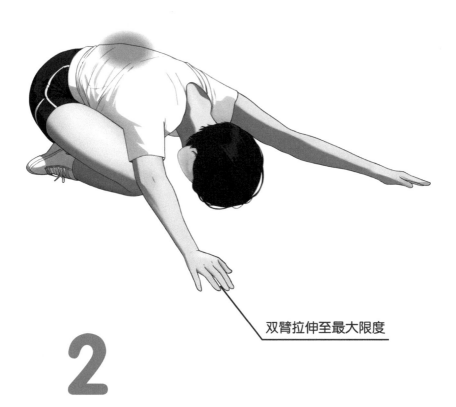

双臂拉伸至最大限度

2

　　臀部向后坐，肩部尽量下压，躯干靠向地面直至有拉伸感。保持规定的时间。

肩膀抬起时好像卡住了，自己也可以恢复

胸大肌拉伸

拉伸一下自己没关注到的胸大肌

⏱ **训练时间** 每组20~30秒，重复3~4组，组间间歇30秒

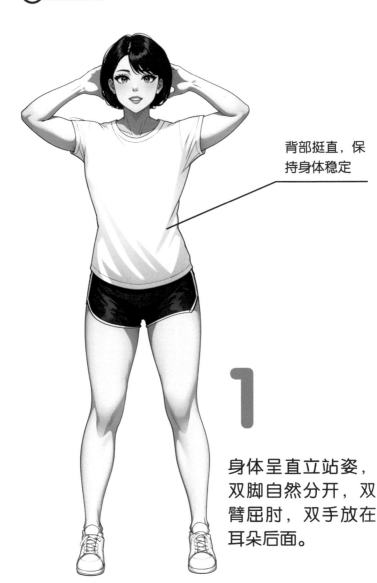

背部挺直，保
持身体稳定

1

身体呈直立站姿，
双脚自然分开，双
臂屈肘，双手放在
耳朵后面。

小 提 示

胸大肌是位于胸部前侧的一块肌肉，其常常由于久坐、不正确的姿势及缺乏伸展而紧张。适当拉伸胸大肌可以帮助改善胸部的柔韧性，减轻背部和肩部的紧张感。在进行胸大肌拉伸时，要保持身体舒适，避免过度拉伸。

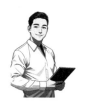

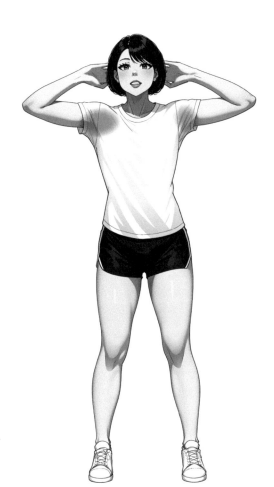

2

肘部向后拉伸，保持规定的时间。

泡沫轴胸椎伸展

提高一下胸椎的活动度吧

🕐 **训练时间** 每组30~60秒，重复3~4组，组间间歇30秒

双腿屈膝，双脚着地

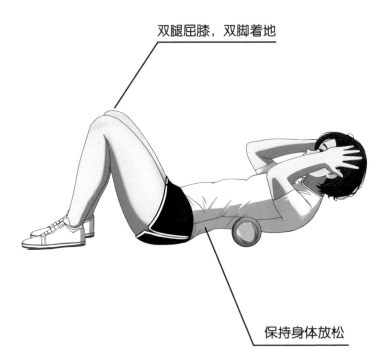

保持身体放松

1

身体呈仰卧姿势，双臂屈曲，双手扶在头部。双腿屈膝，将泡沫轴放置于胸椎中段位置。

肩膀抬起时好像卡住了，自己也可以恢复

小 提 示

　　这个练习可以帮助增加胸椎的灵活性和活动范围，对于改善姿势、减轻背部疼痛和预防背部问题非常有益。

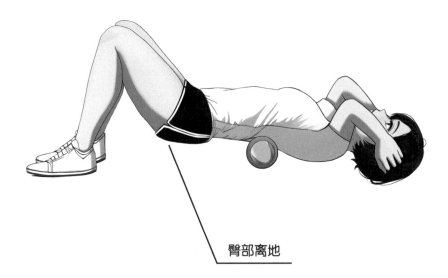

臀部离地

2

　　抬起臀部，头部、肩颈向后施加压力，在规定的时间内保持伸展。

肩胛骨俯卧撑

可以尝试一下简单的俯卧撑

⏱ **训练时间** 每组30 ~ 60秒，重复3 ~ 4组，组间间歇30秒

核心收紧，保持身体稳定

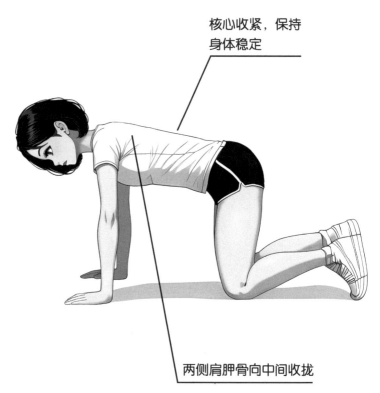

两侧肩胛骨向中间收拢

1

身体呈俯撑跪姿，双臂伸直且位于肩关节正下方，躯干与地面平行。

肩膀抬起时好像卡住了，自己也可以恢复

小 提 示

　　肩胛骨俯卧撑也被称为肩胛骨推动，是上肢肩部训练的方法，主要用于加强肩胛骨周围的肌群，尤其是肩胛提肌和斜方肌。这个运动旨在增强肩胛骨稳定性和肩部肌肉的协调性。

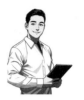

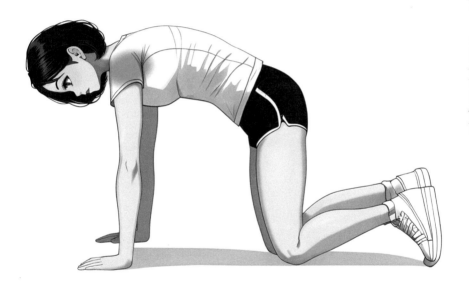

2

肩胛骨向中心收紧后向两侧展开，上半身呈弓背姿势。保持规定的时间。

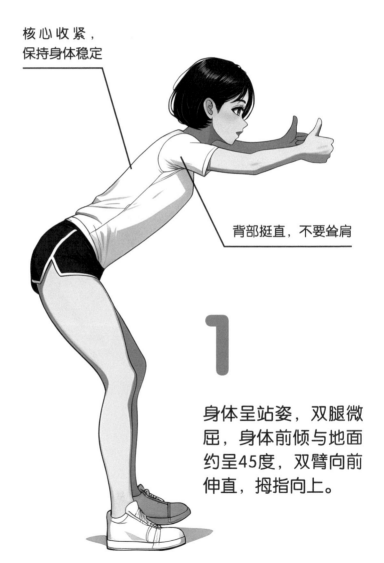

肩膀抬起时好像卡住了，自己也可以恢复

Y 字训练

锻炼一下自己的斜方肌吧

⏱ **训练时间** 每组10次，重复2~3组，组间间歇30秒

核心收紧，保持身体稳定

背部挺直，不要耸肩

1

身体呈站姿，双腿微屈，身体前倾与地面约呈45度，双臂向前伸直，拇指向上。

小提示

Y字训练是下斜方肌训练方法，可以加强肩部的稳定性；同时也能够加强肩部周围的肌群，改善肩胛骨的动作和姿势，预防肩部受伤。

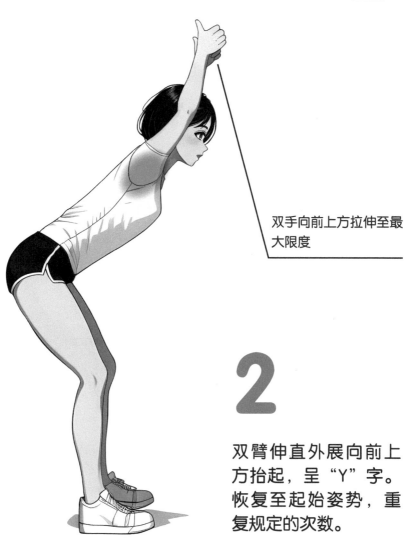

双手向前上方拉伸至最大限度

2

双臂伸直外展向前上方抬起，呈"Y"字。恢复至起始姿势，重复规定的次数。

突然落枕了，没关系自己也可以改善

翻书训练

像翻书一样打开自己的身体

⏱ **训练时间** 每侧8～10次/组，重复2～3组，组间间歇30秒

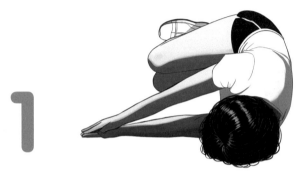

1 身体呈左侧卧姿势，屈髋、屈膝90度，双臂于肩关节正前方伸直，双掌并拢，吸气。

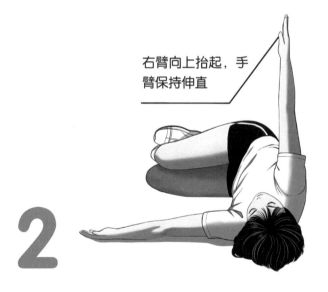

右臂向上抬起，手臂保持伸直

2 呼气的同时躯干向右侧旋转，右臂缓慢地向右打开。

小 提 示

翻书练习可以增强胸椎灵活性，对于身体的协调性和稳定性也有很好的锻炼作用。动作过程中保持髋部及下肢姿势不变，头部跟随打开的手臂同步转动。

3

右臂打开至最大限度，保持1～2秒。恢复至起始姿势，重复规定的次数后，换另一侧进行这个练习。

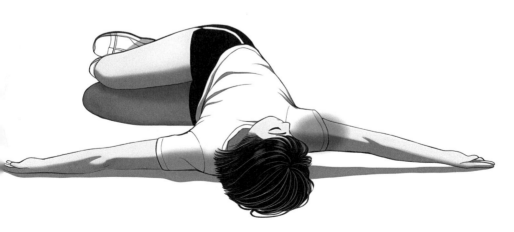

4

突然落枕了，没关系自己也可以改善

胸锁乳突肌拉伸

缓解颈部的紧张感

🕐 **训练时间** 每侧3～5次/组，保持5～10秒，重复2～3组，组间间歇30秒

背部挺直，
动作不要过快

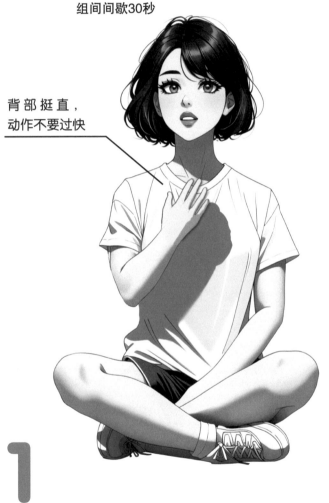

1

身体呈盘腿挺直坐姿，右手按压在对侧锁骨上。

小提示

　　胸锁乳突肌拉伸可以缓解颈部的紧张感。在进行拉伸时，应该注意，不要过度拉伸。

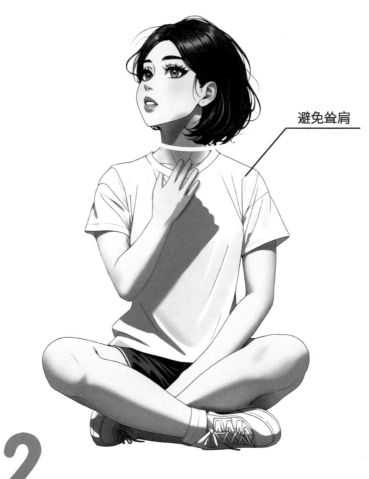

避免耸肩

2

　　头部向右转，直至胸锁乳突肌有中等程度拉伸感，保持5～10秒。完成规定的次数后，换另一侧重复拉伸。

4

颈部侧屈拉伸

歪歪头，放松一下肩颈吧

⏱ **训练时间** 每侧10～15次/组，重复2～3组，组间间歇30秒

突然落枕了，没关系自己也可以改善

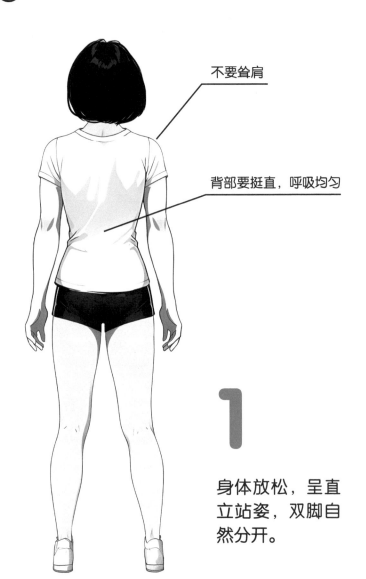

不要耸肩

背部要挺直，呼吸均匀

1

身体放松，呈直立站姿，双脚自然分开。

小 提 示

　　颈部侧屈拉伸有助于放松颈部肌肉和改善颈部灵活性，可以缓解颈部肌肉的紧张和僵硬感。这个动作可以在长时间坐着或长时间保持不良姿势后进行。

双肩下沉

2

头部向右侧倾斜至肌肉有中等程度拉伸感；同时右手握住左手腕，向下拉伸。恢复至起始姿势，完成规定的次数后，换另一侧进行这个练习。

4

突然落枕了，没关系自己也可以改善

小鸟喝水练习

像小鸟喝水一样练习一下吧

⏱ **训练时间** 每组8～10次，重复2～3组，组间间歇30秒

保持下颌微收

1

运动的时候
不要张嘴

身体坐直，肩膀稍微向后。将右手一根手指置于下颌处。

小 提 示

　　在长时间保持不良姿势、紧张或过度使用肌肉时，颈后部肌肉经常感到紧绷。进行颈部肌肉拉伸时，注意不要过于用力，拉伸应该是温和而舒适的。

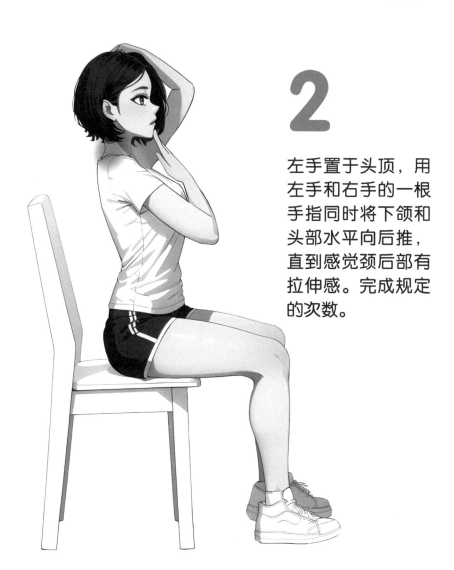

2

左手置于头顶，用左手和右手的一根手指同时将下颌和头部水平向后推，直到感觉颈后部有拉伸感。完成规定的次数。

突然落枕了，没关系自己也可以改善

落枕与枕头密切相关，枕头不仅是枕"头"，更是枕"颈"。

枕头高度： 选择一个高度适中的枕头，以确保头部和颈部得到舒适的支撑，同时保持脊柱的自然曲度。

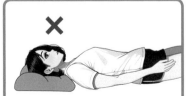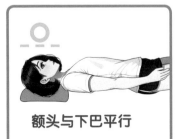

额头与下巴平行

枕头太松软，颈椎无支点，最容易落枕，且长时间枕太松软的枕头，脊椎容易变形

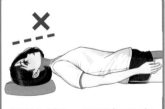

枕头过低，易引起肌肉僵硬、颈部疼痛等问题

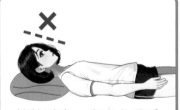

枕头过高，容易出现呼吸中止等问题

枕头材质： 枕头的材质也会影响颈部的舒适度，过硬或过软的枕头都可能引起颈部不适。

睡姿不当也会导致落枕的发生。

如果睡觉时头部和颈部的位置不当，比如颈部过度扭曲或长时间处于不自然的位置，可能会导致颈部肌肉紧张和痉挛，从而引发落枕。另外，如果长时间保持同一姿势睡觉，或者睡姿不良导致肌肉长时间受压，也可能会引起颈部疼痛和僵硬。

睡觉时的姿势要领是：保持脊柱 S 形生理弯曲。因此必须选择合适的床上用品。

床垫过硬或过软都可能影响睡眠质量。过硬的床垫可能会导致身体某些部位承受过多的压力，而过软的床垫则可能无法为身体提供足够的支撑，导致脊柱弯曲或颈部肌肉紧张。一个好的床垫应该能够支撑脊柱的自然曲线，包括颈椎部分。如果床垫不能提供适当的支撑，可能会导致颈椎处于不自然的位置，从而增加落枕的风险。

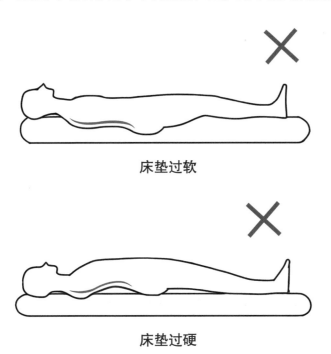

床垫过软

床垫过硬

通过选择一个适合自己身体需求的枕头和床垫，并保持良好的睡眠习惯，可以有效减少落枕的发生，提高睡眠质量。

第 **3** 章

每天动一动，
自我告别腰痛，
拥有超强自愈力！

猫式伸展

伸展一下背部肌肉

 训练时间　每组8～10次，重复3～4组，组间间歇30秒

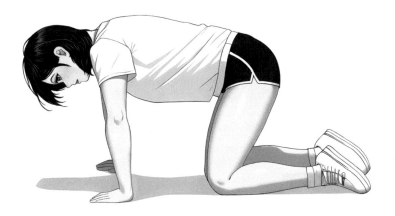

1

身体呈俯撑跪姿，双臂伸直且位于肩关节正下方，躯干与地面平行。

长时间久坐腰痛，自己也可以改善

四肢姿势保持不变，背部向上拱起

2

在吸气的同时将背部向上拱起至最大限度（头部随之向下运动），保持2秒。

60

小 提 示

　　猫式伸展可以伸展背部肌肉，增强胸椎灵活性。动作过程中保持腹部收紧，动作缓慢而有控制。

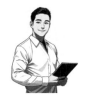

四肢姿势保持不变，背部下压

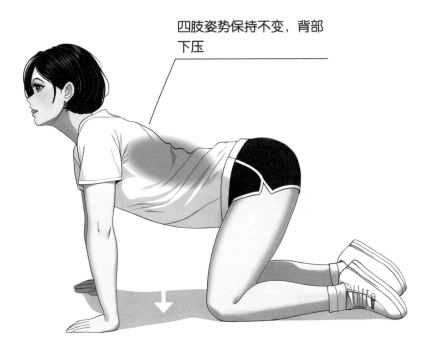

3

　　在呼气的同时将背部下压至最大限度（头部随之上抬）。重复拱起和下压背部至规定的次数。

1

长时间久坐腰痛，自己也可以改善

泡沫轴松解大腿前侧软组织

试着松解一下自己的大腿前侧

🕐 **训练时间**　每组30~60秒，重复3~4组，组间间歇30秒

> 慢慢将身体的重量移到泡沫轴上，使其在大腿前侧软组织上施加压力

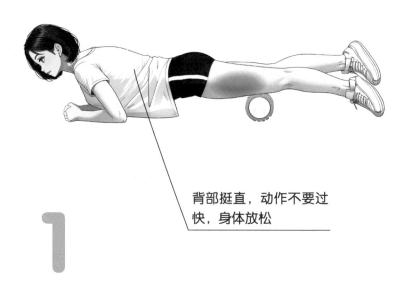

背部挺直，动作不要过快，身体放松

1

身体呈俯卧姿势，双肘屈曲撑地，双腿伸直，将泡沫轴置于双腿大腿下方。

小 提 示

这个练习有助于促进髋关节周围软组织功能恢复。滚压过程中保持腹部收紧，身体稳定。初学者开始时可以选择较软的泡沫轴，逐渐过渡到更硬的泡沫轴。

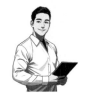

全程保持核心收紧

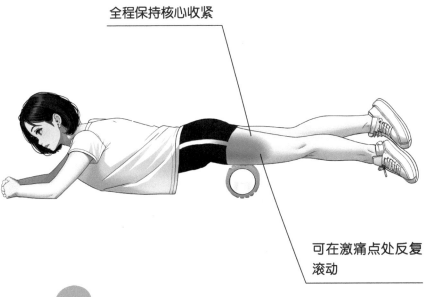

可在激痛点处反复滚动

2

双臂推地，带动身体前后移动，使泡沫轴在双腿大腿处慢慢滚动，滚动至规定的时间。

泡沫轴松解大腿外侧软组织

松解一下大腿侧面的髂胫束吧

🕐 **训练时间** 每侧30～60秒/组，重复3～4组，组间间歇30秒

> 通过调整上肢支撑的角度，可以改变身体的压力分布

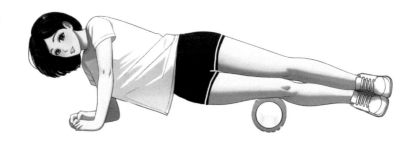

1

身体呈右侧卧姿势，右臂屈曲、左臂伸直，用右前臂和左手支撑于地面，双腿伸直，将泡沫轴置于右腿大腿下方。

小提示

这个练习可以促进髋关节周围软组织功能恢复。滚压过程中保持腹部收紧，身体稳定。根据个人的感觉，可以调整滚动的强度和时间。

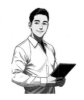

缓慢滚动泡沫轴，覆盖整个大腿外侧区域

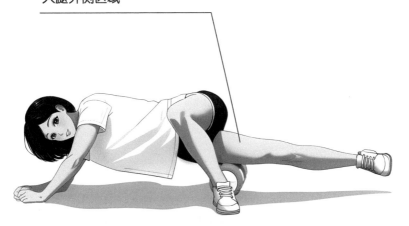

2

左腿屈曲，支撑在右腿前侧，左手和左脚推地，带动身体前后移动，使泡沫轴在右腿大腿外侧慢慢滚动。滚动至规定的时间后，换另一侧进行这个练习。

拉伸髂腰肌

伸展一下髂腰肌

⏱ **训练时间** 每侧20～30秒/组，重复3～4组，组间间歇30秒

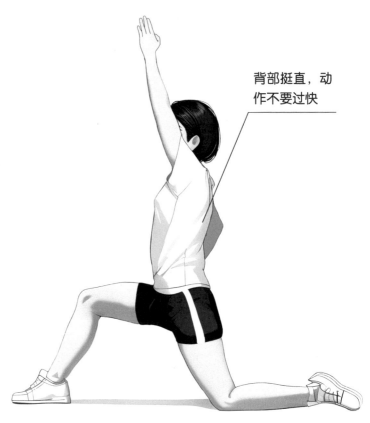

背部挺直，动作不要过快

1

身体呈单腿跪姿，右腿在前，左腿在后，左臂伸直举过头顶，右手扶在腰部。

小 提 示

　　这个练习有助于放松髂腰肌，改善大腿的柔韧性。可以逐渐增加伸展的程度，但应避免过度拉伸，以免造成拉伤。这个动作可以在锻炼前进行，作为日常伸展动作。

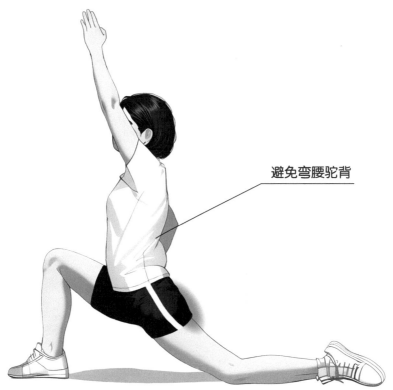

避免弯腰驼背

2

保持躯干挺直，身体重心前移并下压，同时左臂进一步向上伸展，直到左侧髂腰肌有中等程度的拉伸感。保持规定的时间后，换另一侧进行这个练习。

动态俯卧肢体伸展

俯卧伸展一下僵硬的腰部吧

训练时间 每组8～10次，重复2～3组，组间间歇30秒

长时间久坐腰痛，自己也可以改善

双臂伸直，位于头部两侧，双手掌心相对

动作应该流畅而舒适，避免过度拉伸或用力过猛

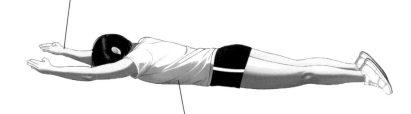

将躯干和髋部紧贴地面，确保腰椎处于舒展状态

1

身体呈俯卧姿势，躯干和髋部紧贴地面，双臂于头部两侧向前伸直，双手掌心相对并微微向上抬起，双腿并拢伸直并微微向上抬起。

小提示

动态俯卧肢体伸展是一种通过活动身体的方式来增加柔韧性和伸展肌肉的运动，这种伸展方法通过不断运动来渐进性地拉伸和激活肌肉。

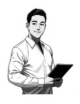

双臂和双腿尽量向远方伸展，感受背部和腿部肌肉的伸展

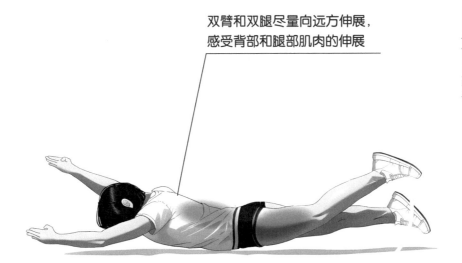

2

双臂、双腿交叉抬起至最大限度，重复规定的次数。

2

泡沫轴滚压大腿后侧

试着松解一下僵硬的大腿后侧

训练时间 每侧30~60秒/组，重复3~4组，组间间歇30秒

滚压过程中保持腹部收紧，臀部抬离地面

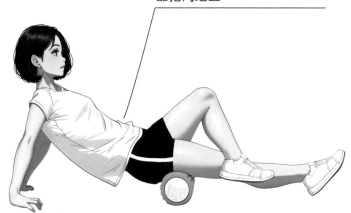

身体呈坐姿，双臂伸直支撑于体后，右腿伸直，将泡沫轴置于右腿大腿下方，左腿屈曲置于右腿上。双手推地，带动身体前后移动，使泡沫轴在右腿大腿后侧慢慢来回滚动，并可在激痛点处进行局部反复滚动。滚动至规定的时间后，换另一侧进行这个练习。

小提示

这个练习有助于松解大腿后侧筋膜与肌肉，促进膝关节周围软组织功能恢复。确保滚压力度适中，避免过度滚压。

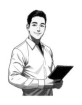

筋膜球按压梨状肌

松解一下僵硬的臀部吧

 训练时间 每侧30~60秒/组，重复2~3组，组间间歇30秒

缓慢将身体重量移到筋膜球上，感受梨状肌区域的压力

在可承受的范围内利用尽量多的自身重量进行按压

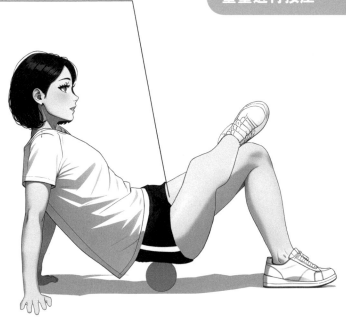

身体呈坐姿，双臂伸直支撑于身体后侧，左腿屈膝支撑于地面，右腿屈膝上抬放在左膝上，将筋膜球置于右侧臀部外侧下方。身体移动，带动筋膜球在右侧臀部外侧周围慢慢滚动。滚动至规定的时间后，换另一侧进行这个练习。

内收肌训练

试着练习一下大腿内侧肌肉

⏱ **训练时间**　每侧8～10次/组，重复3～4组，组间间歇30秒

保持核心稳定，不要让身体晃动或失去平衡

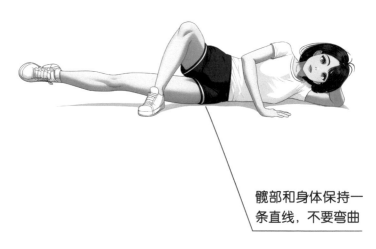

髋部和身体保持一条直线，不要弯曲

1

身体呈左侧卧姿势，左手置于脑后支撑头部，右手置于身体前方。右腿屈膝置于左腿前侧，左腿伸直抬离地面。

小 提 示

内收肌训练是一种有针对性的锻炼，主要用于加强髋部内收肌群。这个练习有助于提高髋部稳定性，改善下半身的功能，并对髋部问题康复和改善运动表现有积极作用。

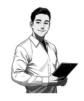

缓慢控制将抬起的腿放回起始位置，不要让腿迅速下降

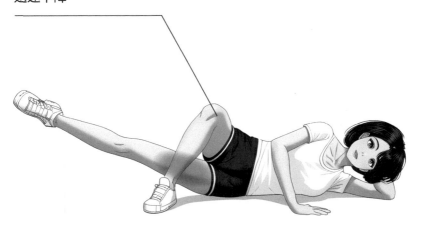

2

右手和右腿发力，将左腿抬起至最高点，保持短暂的停顿，回到起始位置。重复规定的次数后，换另一侧进行这个练习。

蚌式开合

激活一下臀部吧

⏱ **训练时间** 每侧8~10次/组，重复2~3组，组间间歇30秒

在打开和合拢的过程中，感受臀部和大腿的肌肉收缩

双腿小腿微微离地

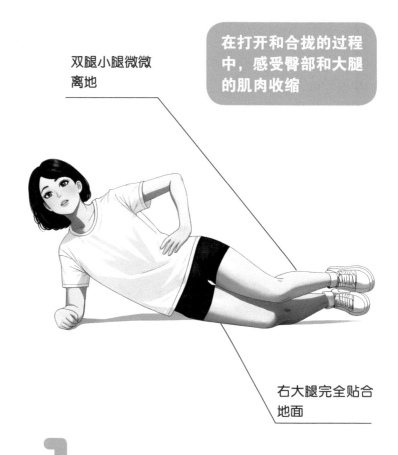

右大腿完全贴合地面

1

身体呈右侧卧姿势，右臂屈肘支撑，左手叉腰，抬起上半身。双腿屈曲并拢叠放。

小 提 示

　　蚌式开合是一种强调髋部外旋和内旋肌肉的锻炼，同时也涉及髋屈肌。这个练习有助于加强大腿和臀部的肌肉，提高髋部的灵活性和稳定性。运动过程中，注意保持核心收紧，并避免双腿过度摆动。

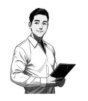

左腿外旋，膝关节向上打开，
再缓慢合拢

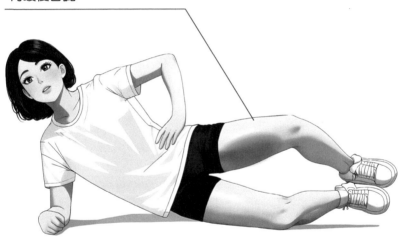

2

　　左腿外旋，使膝关节向上打开，然后缓慢合拢。重复规定的次数后，换另一侧进行这个练习。

臀肌伸展

拉伸一下臀部肌肉

⏱ **训练时间** 每侧8~10次/组，重复3~4组，组间间歇30秒

形成"4"字姿势，身体放松

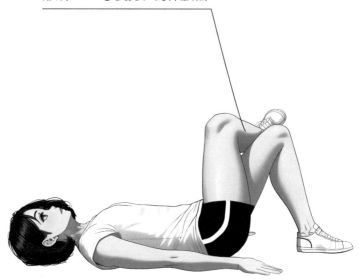

1

身体呈仰卧姿势，双腿屈髋、屈膝，左腿支撑地面，将右脚置于左腿膝关节处，双手自然放在身体两侧，掌心朝下。

动作要缓慢逐渐进行，避免突然用力

缓慢而轻柔地用双手拉动左腿

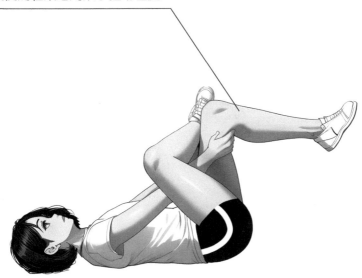

2

双手抱住左腿大腿，双手拉动左腿使其靠近躯干，直至左侧臀部肌肉有中等程度的拉伸感。保持2秒，恢复至起始姿势，重复规定的次数后，换另一侧进行这个练习。

产后妈妈不再腰痛的秘诀

弓步胸椎旋转

拥有更加灵活的胸部

🕐 **训练时间** 每侧8~10次/组，重复3~4组，组间间歇30秒

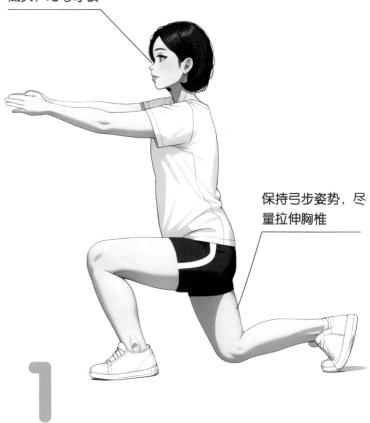

不要过度仰头或
低头，均匀呼吸

保持弓步姿势，尽
量拉伸胸椎

1

双腿呈弓步姿势，左腿屈髋、屈膝90度
在前，右腿屈膝在后且膝关节不触地，右
脚脚尖撑地。双臂向前水平伸直且双掌并
拢，吸气。

小 提 示

弓步胸椎旋转对于改善姿势、减轻背部疼痛、提高运动效能等方面都很重要。动作过程中，请确保姿势正确，避免过度用力或猛烈运动。

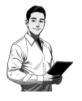

头部随着躯干旋转方向转动

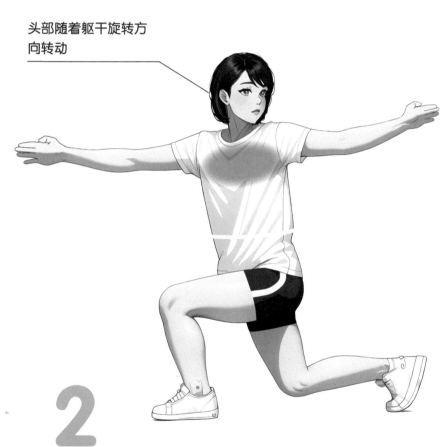

2

保持右臂伸直、右肩位置固定，在呼气的同时躯干向左旋转，左臂缓慢地向左打开至最大限度，保持1~2秒。恢复至起始姿势，重复规定的次数后，换另一侧进行这个练习。

产
后
妈
妈
不
再
腰
痛
的
秘
诀

骨盆灵活性训练

学习一下如何让骨盆更加灵活

⏱ 训练时间　每组8~10次，重复3~4组，组间间歇30秒

平稳呼吸，
放松身体

保持核心稳定，不要让身体晃动或失去平衡

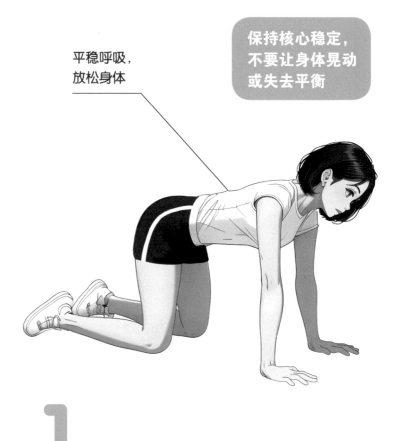

1

身体呈俯撑跪姿，双臂于肩部正下方伸直，双膝于髋关节正下方屈曲90度，头部与躯干呈一条直线。

小提示

　　骨盆灵活性训练有助于增强核心稳定性，调整骨盆位置，以及锻炼臀部和腰部肌肉。将身体从头到臀部保持在一条直线上，注意不要塌腰或抬臀。

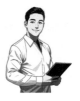

全程核心肌群收紧，脊椎中立，不要让背部拱起或腰部下垂

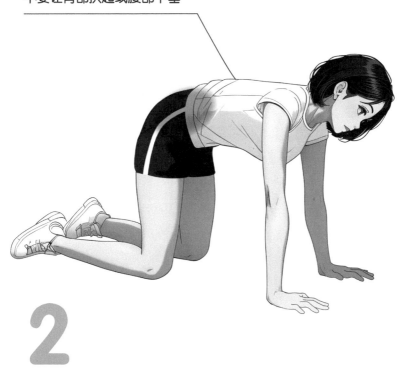

2

　　收缩臀部肌肉，将骨盆向后倾，感受臀部和腰部的紧张感。恢复至起始姿势，重复规定的次数。

脊柱向后伸展

让自己的脊柱更加舒适一些

训练时间 每组8~10次，重复2~3组，组间间歇30秒

身体平直，掌心
紧贴地板

在上背部抬起的
时候保持吸气，
感受胸部和腹部
的扩张。保持呼
吸顺畅而深沉

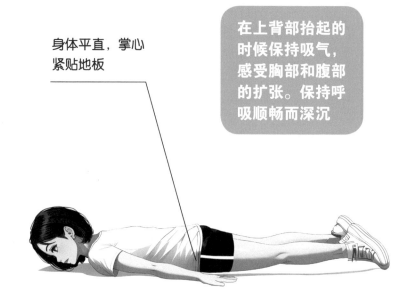

1

身体呈俯卧姿势，手臂自然放在身体两侧，
掌心朝下，脚尖着地，双腿自然分开。

小 提 示

　　脊柱向后伸展有助于拉伸背部、加强脊柱，提高身体的灵活性。在练习时，逐渐增加伸展的程度，但要根据个人的能力和身体状况慢慢进行。

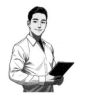

感受整个脊椎的拉伸

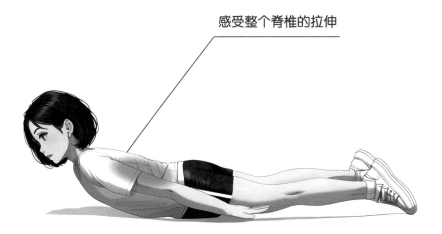

2

　　髋部及下肢紧贴地面，背部上抬至最大限度，保持4秒，同时保持吸气状态。恢复至起始姿势，呼气。重复规定的次数。

产后妈妈不再腰痛的秘诀

静态 – 臀桥

加强一下臀部的力量吧

⏱ **训练时间**　每组15～30秒，重复2～3组，组间间歇30秒

> 保持深而平静的呼吸，让身体在这个静态位置得到放松

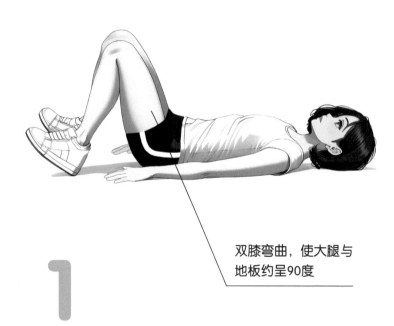

双膝弯曲，使大腿与地板约呈90度

1

身体呈仰卧姿势，双膝弯曲，双脚脚跟着地，与臀部宽度相近。将双手自然放在身体两侧，掌心朝下。

确保肩膀、背部和双脚
都保持稳定，不要晃动

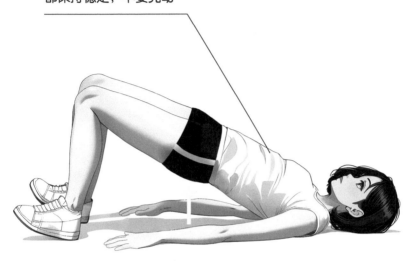

小 提 示

　　静态–臀桥是一种针对臀部
和髋部肌肉的有效练习，有助于
提高核心稳定性。可以将它作为
整体身体训练的一部分，也可以
单独进行这个练习。运动过程
中，注意不要使背部过度弯曲或
翘起，随着能力的提升，逐渐
延长保持时间。

2

缓慢抬升臀部，确
保从肩膀到膝盖形
成一条直线，保持
15 ~ 30秒。缓慢放
低臀部，回到初始
姿势。

动态四点支撑肢体伸展训练

伸展一下自己僵硬的身体

臀部上方疼痛，自己也可以改善

⏱ **训练时间** 每侧8～10次/组，重复3～4组，组间间歇30秒

核心收紧，背部平直

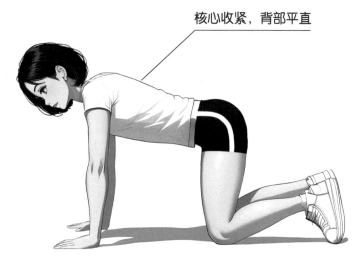

1

身体呈俯撑跪姿，双臂伸直且位于肩关节正下方，双手指尖朝前，背部平直。双膝分开与髋同宽，脚尖着地。

小 提 示

动态四点支撑肢体伸展训练主要锻炼腰背部、臀部、手臂和腿部肌肉，同时也有助于提升全身的柔韧性。在这个姿势中，应保持均匀呼吸和核心收紧。

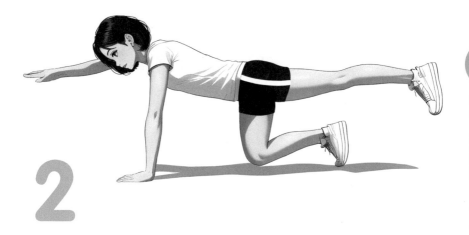

2

核心收紧，缓慢抬起并伸直右臂和左腿，直至约与地面平行。

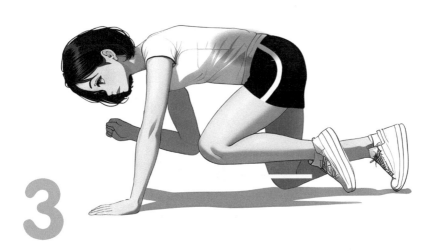

3

右臂和左腿向内收回，使右手肘部和左膝触碰。然后回到初始姿势，重复规定的次数后，换另一侧进行这个练习。

泡沫轴按压胸椎周围软组织

先从改善胸部的灵活性开始吧

⏱ 训练时间　每组30~60秒，重复3~4组，组间间歇30秒

> 将泡沫轴放置在胸椎周围，找到感到疼痛的区域

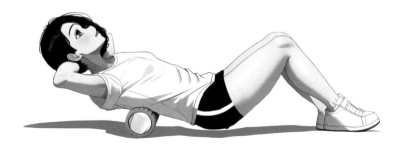

1

身体呈仰卧姿势，双腿屈膝，双脚自然分开撑地，双手置于脑后。将泡沫轴置于背部下方，将臀部抬离地面。

小 提 示

　　这个练习可以松解上背部筋膜与肌肉，促进胸椎周围软组织功能恢复。运动时有意识地将胸椎分为上、中、下三个节段，然后按照从下至上的顺序依次对每个节段进行滚压，并保持呼吸均匀。

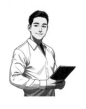

缓慢移动身体，在激痛点处反复滚动

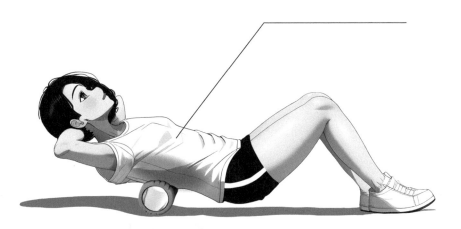

2

　　双脚推地，带动身体前后移动，使泡沫轴在上背部慢慢来回滚动，完成规定的时间。

臀部上方疼痛，自己也可以改善

筋膜球滚压髂腰肌激痛点训练

别忘记松解髂腰肌

⏱ **训练时间** 每侧30～60秒/组，重复3～4组，组间间歇30秒

通过调整身体的位置来调整压力的大小

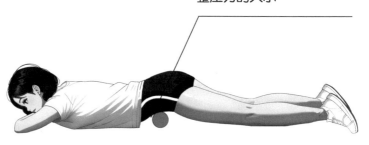

身体呈俯卧姿势，双手叠放在下巴下方，将筋膜球置于左侧髋关节下方。身体移动，在左侧髋关节周围缓慢来回滚动筋膜球。滚动至规定的时间后，换另一侧进行这个练习。

小提示

使用筋膜球进行滚压髂腰肌激痛点训练是一种自我松解技巧，有助于缓解髂腰肌的疼痛。在可承受的范围内尽量多地利用自身重量进行按压。若出现明显的刺痛（而非正常的酸痛感），应立即停止训练。

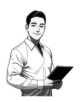

静态牵拉臀肌训练

牵拉一下僵硬的臀部吧

 训练时间 每侧30~60秒/组，重复2~3组，组间间歇30秒

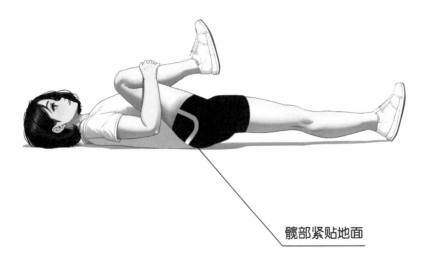

髋部紧贴地面

身体呈仰卧姿势，左腿伸直，右腿屈髋、屈膝上抬，双手抱住右腿小腿。双手拉动右腿小腿使其靠近躯干，直至臀部肌肉有中等强度的拉伸感。保持规定的时间后，换另一侧进行这个练习。

臀部上方疼痛，自己也可以改善

静态侧向平板支撑练习

加强一下臀部的肌肉吧

⏱ **训练时间** 每侧20~30秒/组，重复2~3组，组间间歇30秒

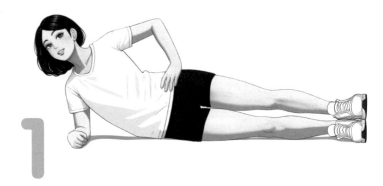

1

身体呈右侧卧姿势，右前臂放在地面上，用右手肘支撑身体，左手叉腰。双腿伸直叠在一起。

身体保持稳定

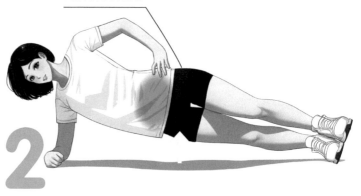

2

用手肘和脚支撑身体，将臀部抬离地面，使身体形成一条直线。保持规定的时间后，换另一侧进行这个练习。

第 4 章

膝关节疼痛消失了吗？膝关节疼痛居然可以自己缓解！

筋膜球按压大腿内侧激痛点训练

松解大腿内侧

训练时间 每侧30~60秒/组，重复2~3组，组间间歇30秒

激活并松解大腿内侧肌群，促进膝关节周围软组织功能恢复

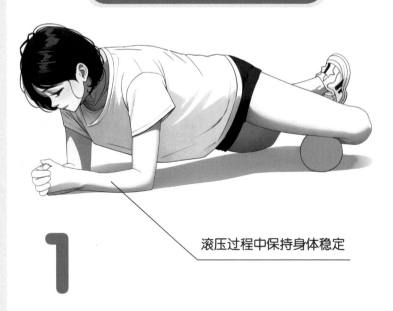

1

滚压过程中保持身体稳定

身体呈俯卧姿势，双臂屈肘撑地，右腿伸直，左腿屈曲并外展，筋膜球置于左侧大腿下方。

小提示

　　使用筋膜球按压大腿内侧激痛点可以帮助缓解大腿内侧肌肉的疼痛，促进血液循环，提高肌肉的柔韧性。如果在训练过程中感觉到异常或有疼痛感，建议停止训练并咨询医生。

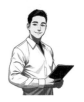

将体重逐渐转移到筋膜球上

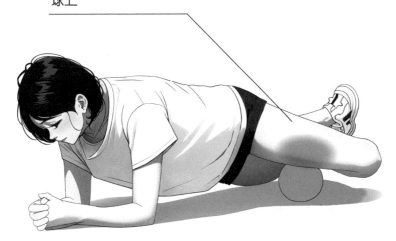

2

　　身体移动，使筋膜球在大腿内侧来回滚动至规定的时间，换另一侧进行这个练习。

膝关节内侧疼痛，自己就可以缓解

单腿站立训练

下肢稳定性提高了，膝关节疼痛减轻了

⏱ **训练时间** 每侧15~60秒/组，重复2~3组，组间间歇30秒

此训练可以增加下肢平衡性和稳定性

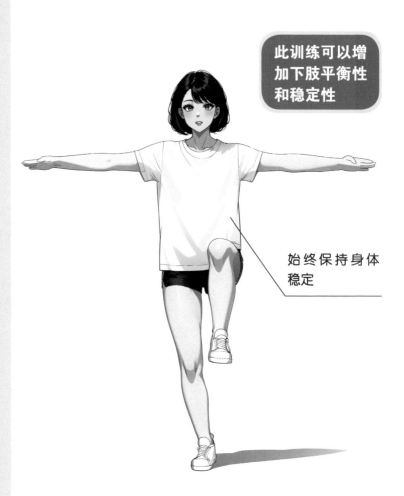

始终保持身体稳定

身体呈单腿站姿，左腿上抬，大腿与地面约呈90度，双臂伸直向两侧平举。保持至规定的时间后，换另一侧进行这个练习。

弓步动作中膝关节内扣纠正训练

膝关节不再内扣了，疼痛也减少了

🕐 **训练时间** 每侧8～10次/组，重复2～3组，组间间歇30秒

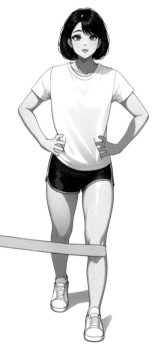

1

身体呈站姿，双手叉腰，左脚向前迈一步，将弹力带绑在左腿膝关节处，保持弹力带有一定的张力。

下蹲时应注意用左腿对抗弹力带向右侧的阻力

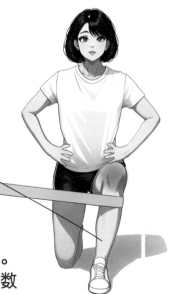

2

上半身姿势不变，右腿单腿下跪。回到初始姿势，重复规定的次数后，换另一侧进行这个练习。

膝关节内侧疼痛，自己就可以缓解

弹力带蚌式训练

下肢稳定性提高了，膝关节疼痛减轻了

训练时间 每侧8~10次/组，重复2~3组，组间间歇30秒

在腿部打开、合拢的过程中，感受臀部和大腿的肌肉收缩，以及弹力带增加的阻力

双腿小腿微微离地

右大腿贴合地面

1

身体呈右侧卧姿势，右臂屈肘支撑，左手叉腰，抬起上半身。双腿屈曲并拢叠放，将弹力带套在双腿大腿靠近膝关节的位置。

小 提 示

　　弹力带蚌式训练是一种强调髋部外旋和内旋肌肉的锻炼，同时也涉及髋屈肌。这个练习有助于加强大腿和臀部的肌肉，提高髋部的灵活性和稳定性。运动过程中，注意保持核心收紧，并避免双腿过度摆动。

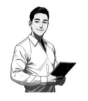

双腿向两侧打开，再缓慢合拢

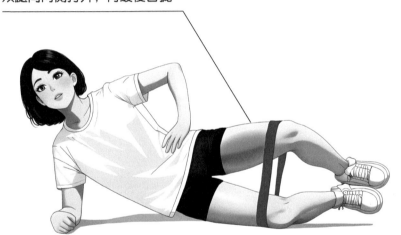

2

左腿外旋，使膝关节向上打开，然后缓慢合拢。重复规定的次数后，换另一侧进行这个练习。

膝关节外侧疼痛，自己居然可以改善

筋膜球按压大腿前侧激痛点训练

大腿前侧的疼痛，一个小球就可以缓解

⏱ **训练时间** 每侧30～60秒/组，重复2～3组，组间间歇30秒

将体重逐渐转移到筋膜球上，逐渐增加压力

激活并松解大腿前侧软组织，促进膝关节周围软组织功能恢复

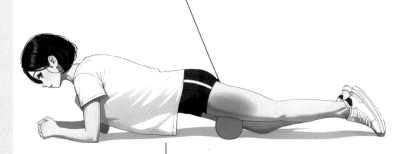

滚压过程中保持身体稳定

身体呈俯卧姿势，双臂屈肘撑地，左腿伸直，将筋膜球置于左大腿下方。身体移动，使筋膜球在左侧大腿前侧来回滚动。滚动至规定的时间后，换另一侧进行这个练习。

静态拉伸小腿前侧训练

拉伸一下僵硬的小腿吧

 训练时间 每侧20～30秒/组，重复2～3组，组间间歇30秒

拉伸过程中保持
身体稳定

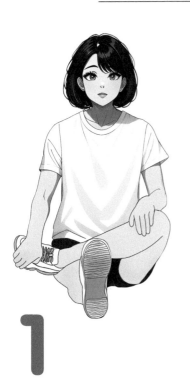

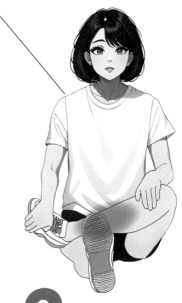

1

身体呈坐姿，右腿伸直，左腿屈曲置于右膝之上，左手握住左膝，右手握住左脚。

2

右手将左脚向后拉动，直至小腿前侧肌肉有拉伸感。保持至规定的时间后，换另一侧进行这个练习。

膝关节外侧疼痛，自己居然可以改善

站姿抬臂髋关节铰链训练

训练一下下肢的筋膜链

⏱ **训练时间** 每组8~10次，重复2~3组，组间间歇30秒

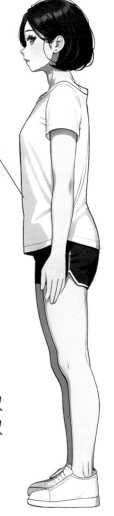

背部挺直，双脚分开与肩同宽

1

身体呈直立站姿，双脚分开与肩同宽，双手自然置于身体两侧。

小提示

　　这个训练可以有效地加强髋关节周围的肌肉；同时，它有助于提升身体的平衡感和核心稳定性。

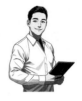

强化下肢力量，
发展髋关节铰链
动作模式

动作过程中尽量保持
双腿小腿垂直于地面

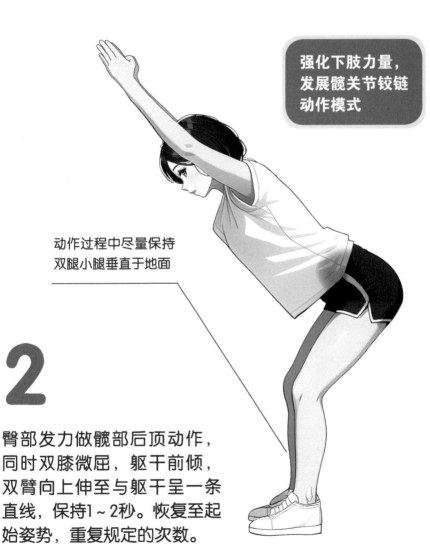

2

臀部发力做髋部后顶动作，同时双膝微屈，躯干前倾，双臂向上伸至与躯干呈一条直线，保持1～2秒。恢复至起始姿势，重复规定的次数。

哑铃深蹲训练

小小深蹲有大作用

⏱ **训练时间** 每组8~10次，重复2~3组，组间间歇30秒

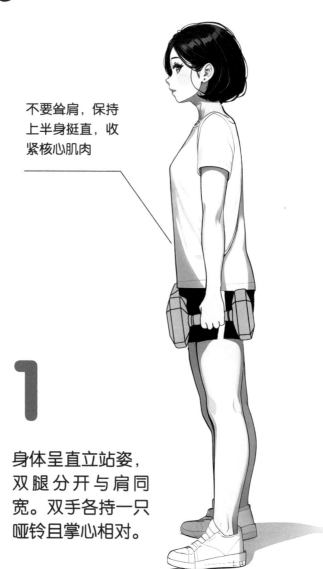

不要耸肩，保持
上半身挺直，收
紧核心肌肉

1

身体呈直立站姿，
双腿分开与肩同
宽。双手各持一只
哑铃且掌心相对。

膝关节外侧疼痛，自己居然可以改善

小 提 示

哑铃深蹲是一种强调下半身肌群的有效训练方法。哑铃深蹲可以有效锻炼大腿、臀部、腰背等多个部位的肌群，提高下半身的力量和稳定性。

重复进行深蹲动作，控制动作的幅度和速度，确保稳定性和正确的技术

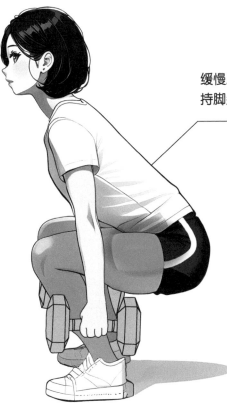

缓慢屈膝，臀部向后推，保持脚尖与膝盖在同一方向

2

躯干挺直，屈髋、屈膝下蹲至大腿约与地面平行。双臂保持伸直且随下蹲动作自然向下运动。恢复至起始姿势，重复规定的次数。

每天运动一下，膝关节前侧疼痛缓解了

泡沫轴滚压大腿外侧训练

大腿外侧的疼痛，一个泡沫轴就可以改善

训练时间 每侧30～60秒/组，重复3～4组，组间间歇30秒

> 激活并松解大腿外侧软组织，促进膝关节周围软组织功能恢复

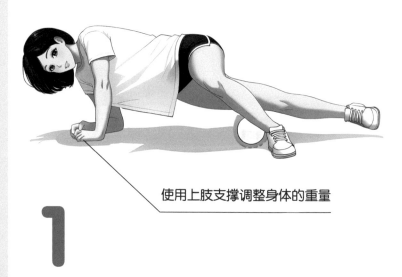

使用上肢支撑调整身体的重量

1

身体呈右侧卧姿势，右臂屈曲，左臂伸直，右前臂和左手支撑地面。右腿伸直，将泡沫轴置于右腿大腿下方，左腿屈曲支撑于右腿前侧。

小提示

　　泡沫轴滚压大腿外侧训练有助于缓解肌肉疼痛、提高肌肉柔韧性，并促进局部血液循环。这种自我松解可以在锻炼前后进行，也可以作为日常的松解和康复手段。

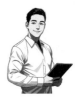

控制滚动的速度，特别是在发现激痛点时

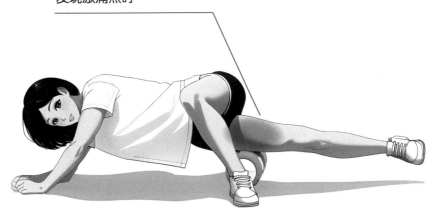

2

　　左手和左脚推地，带动身体前后移动，使泡沫轴在右腿大腿外侧慢慢滚动。滚动至规定的时间后，换另一侧进行这个练习。

每天运动一下，膝关节前侧疼痛缓解了

弹力带拉伸大腿外侧训练

拉伸一下，大腿外侧瞬间轻松了

训练时间 每侧20～30秒/组，重复3～4组，组间间歇30秒

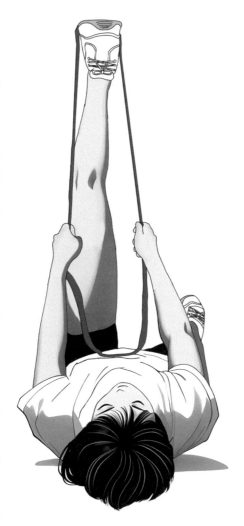

1

身体呈仰卧姿势，右腿伸直，左腿屈髋向上伸直，将弹力带一端绑在左脚上，双手于胸前拉住弹力带的另一端，使弹力带具有一定的张力。

小提示

弹力带拉伸大腿外侧训练可以有针对性地拉伸大腿外侧的肌群。这有助于提高肌肉的柔韧性。这个练习可以在运动前后进行，以促进肌肉的准备和康复。

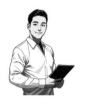

保持脚踝的位置稳定

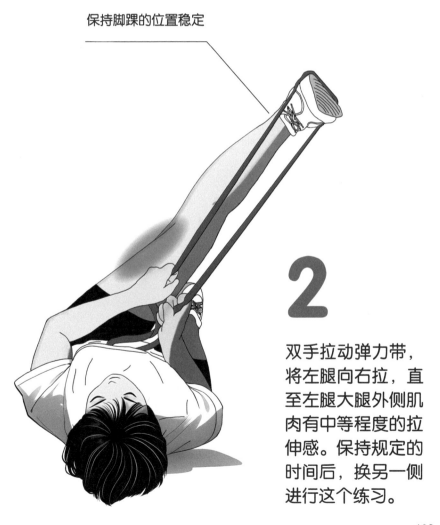

2

双手拉动弹力带，将左腿向右拉，直至左腿大腿外侧肌肉有中等程度的拉伸感。保持规定的时间后，换另一侧进行这个练习。

每天运动一下，膝关节前侧疼痛缓解了

站台阶单侧提髋训练

在台阶上就可以进行的训练

⏱ **训练时间** 每侧8～10次/组，重复3～4组，组间间歇30秒

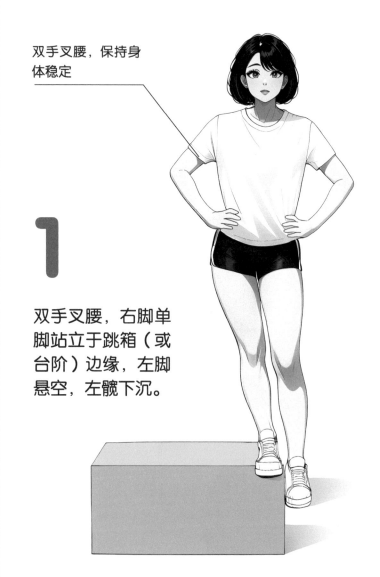

双手叉腰，保持身体稳定

1

双手叉腰，右脚单脚站立于跳箱（或台阶）边缘，左脚悬空，左髋下沉。

小 提 示

　　这个练习有助于提高单侧髋部的力量和稳定性，同时也能够强化臀部肌肉。确保动作流畅、稳定，并避免使用过高的台阶，以减小对膝关节的压力。

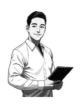

用站在台阶上的腿的力量，将悬空一侧的髋部向上提起

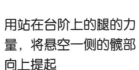

2

右腿伸直，左髋上提，使两侧髋部水平对齐，保持1～2秒。恢复至起始姿势，重复规定的次数后，换另一侧进行这个练习。

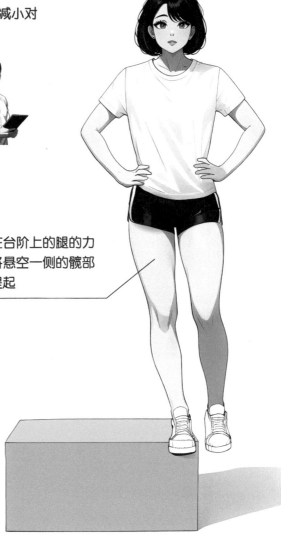

弹力带深蹲训练

深蹲挑战等你来

训练时间 每组8~10次，重复3~4组，组间间歇30秒

运动时保持正常的呼吸，吸气时下蹲，呼气时起身

1

身体呈直立站姿，双脚分开与肩同宽或略大于肩宽，双臂自然置于身体两侧，双膝和双脚脚尖均指向正前方或略微外旋。将弹力带套在膝关节的位置，使弹力带具有一定的张力。

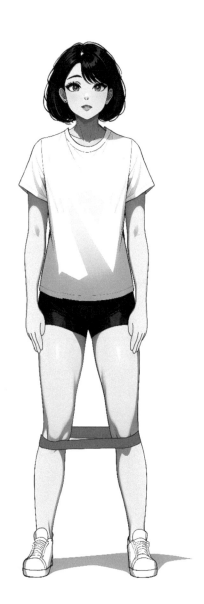

小 提 示

　　弹力带深蹲可以有效加强下半身肌肉，特别是臀部和腿部的肌群。这种训练有助于提高下肢力量、增强稳定性，并可以在任何地方进行。确保选择合适的弹力带和适当的训练强度，并在进行新的锻炼计划之前咨询医生或专业教练的建议。

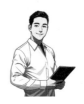

缓慢屈膝，使臀部向后推。弹力带会提供额外的阻力，增加训练强度

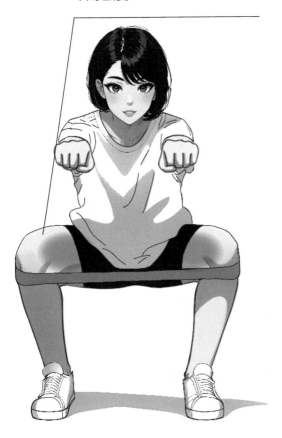

2

屈髋、屈膝下蹲至大腿平行于地面，同时双臂向前平举，保持1～2秒。恢复至起始姿势，重复规定的次数。

每天运动一下，膝关节前侧疼痛缓解了

哑铃侧向弓步训练

改善膝盖疼痛，超级有效的哑铃训练

⏱ **训练时间** 每侧8～10次/组，重复2～3组，组间间歇30秒

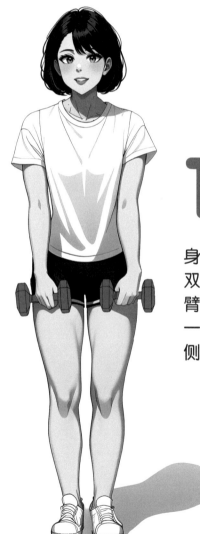

1

身体呈直立站姿，双脚略微分开，双臂伸直，双手各握一只哑铃于身体前侧，掌心向后。

保持背部挺直，核心收紧。身体保持平衡

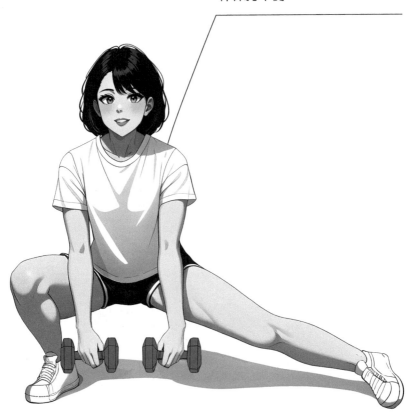

2

右腿向右侧迈一大步，同时屈髋、屈膝下蹲至右腿大腿与地面平行且左腿完全伸直，保持1~2秒。恢复至起始姿势，重复规定的次数后，换另一侧进行这个练习。

第**5**章

小小筋膜球，轻松改善
身体多个部位的疼痛

长时间保持错误的姿势，如低头玩手机、脖子前伸或驼背，会导致肌肉过度紧张。肌筋膜是覆盖在肌肉外的一层组织，含有丰富的感觉神经末梢，能够感知肌肉的长度、张力和身体位置。肌筋膜紧绷时，不仅会限制肌肉的正常活动范围，还可能刺激神经，从而引起疼痛。

小小的筋膜球可以轻松改善身体多个部位的疼痛。筋膜球给身体施加的压力可以促进血液循环，帮助清除代谢废物，缓解肌肉、筋膜疼痛。

下面是用筋膜球进行肌筋膜松解的方法和注意事项。

定位疼痛区域：找到肌肉疼痛的区域。

施加压力：将筋膜球置于该区域下方，用身体的重量给筋膜球施加压力。

缓慢滚动：身体缓慢地在筋膜球上滚动，可以小范围来回移动，找到激痛点。

持续松解：在激痛点上持续松解，直到感觉疼痛有所缓解。

注意呼吸：在松解过程中保持正常呼吸，不要屏气。

注意事项：避免直接按压骨头或关节，筋膜球松解应集中在肌肉组织上；控制力度，按压时局部出现酸痛是正常的，但如果出现剧痛应停止按压，并咨询专业人士。

长时间工作后头颈部疼痛，筋膜球来帮忙

筋膜球松解颈后软组织

松解一下僵硬的头颈部

⏱ **训练时间** 每组30~60秒，重复2~3组，组间间歇30秒

背部挺直，身体放松，动作不要过快

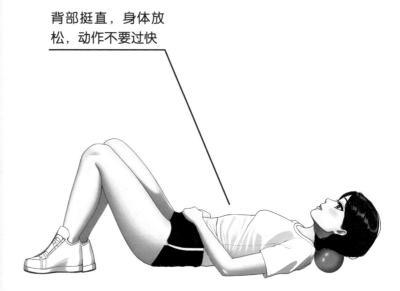

1

身体呈仰卧姿势，将筋膜球置于枕部下方，双腿屈髋、屈膝，双手放在腹部。

小提示

　　上班族在经历长时间不良的姿势后，颈后软组织经常感到紧绷。在进行颈后软组织松解时，应该注意不要用力按压；同时注意不要使用筋膜球直接按压脊柱相关部位，可以选择花生球进行按压，以免产生意外伤害。

全程保持核心收紧，
呼吸均匀

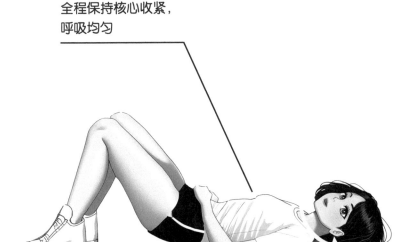

2

双腿分开，与肩同宽，脚尖向前，臀部上抬，使更多的重量压在筋膜球上，并通过调整身体抬起的高度来调整按压的强度，使颈后软组织得到放松，完成规定的时间。

发生网球肘后，自己居然也可以缓解疼痛

＼ 筋膜球松解肘部 ／
外侧筋膜

缓解肘部外侧疼痛

🕐 **训练时间** 每组60秒，重复2～3组，组间间歇30秒

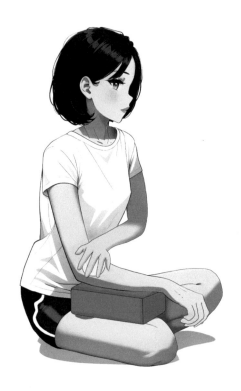

1

双腿盘坐，将瑜伽砖放在大腿上，右肘和前臂轻压瑜伽砖，手腕放松，左手将筋膜球置于右肘外侧感到疼痛的位置（图示右肘为患侧）。

小提示

　　网球肘，医学上称为"肱骨外上髁炎"，是一种常见的肌腱炎症，主要影响肘部外侧的肌肉和肌腱。这种病症通常与肘部的重复性运动有关。

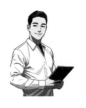

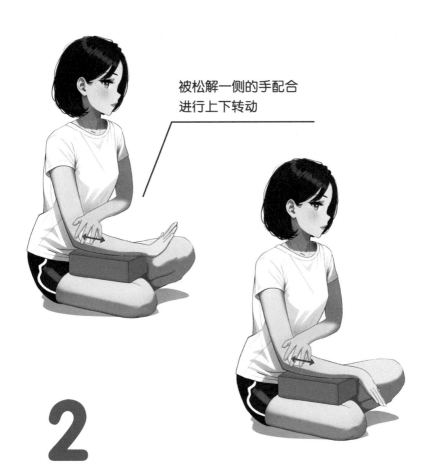

被松解一侧的手配合
进行上下转动

2

　　左手向下按压筋膜球，同时右手可以配合进行上下转动，进一步加强前臂外侧肌肉的松解效果。完成规定的时间。

得了鼠标手别着急，筋膜球滚走烦恼

筋膜球松解手掌筋膜

松解一下疼痛的腕部

训练时间 每组在激痛点上持续松解30～60秒，重复2～3组，组间间歇30秒

辅助手向被松解的手上施加轻微压力

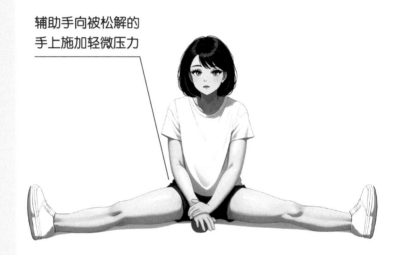

双腿分开，舒适地坐在地板上。右手掌心将筋膜球按在地板上，左手放在右手上方，左手轻轻向右手施加压力（图示右手为患侧）。

通过移动右手，让筋膜球在右手掌的不同区域滚动，寻找感到疼痛的点。在找到激痛点后，暂停移动，保持位置并对激痛点施加轻微的压力。

保持呼吸平稳，在激痛点上持续松解30～60秒。

筋膜球松解前臂筋膜

松解一下疼痛的前臂

🕐 **训练时间** 每组在激痛点上持续松解30～60秒，重复2～3组，组间间歇30秒

上半身平直，不要弯腰驼背

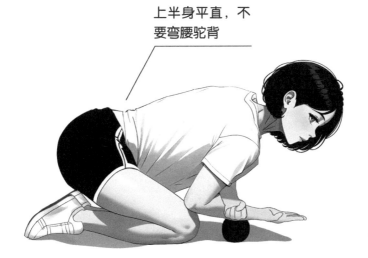

跪坐在脚跟上，上半身约与地面平行，不要弯腰驼背。将筋膜球放在右前臂下方，使其大约位于手腕和肘部中间的位置，右手掌心朝上。右前臂与地面平行。左手握拳，轻轻将左臂放在右前臂上，利用左臂的重量对筋膜球施加压力（图示右手为患侧）。

慢慢移动右手臂，使筋膜球在右前臂的不同区域滚动，寻找感到疼痛的点。一旦找到激痛点，停止移动，保持位置，左臂对激痛点施加轻微的压力。

在每个激痛点上松解30～60秒，然后继续寻找其他激痛点。

筋膜球松解足底筋膜

滚滚足底，疼痛消失了！

⏱ **训练时间** 每侧30~60秒/组，重复2~3组，组间间歇30秒

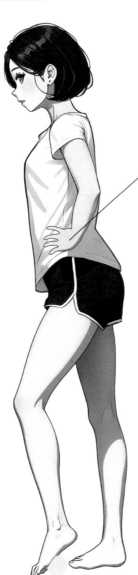

双手叉腰，保持身体稳定，不要耸肩

1

身体呈站姿，将筋膜球置于左脚下方并来回滚动。

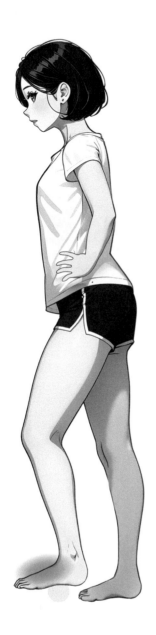

2

身体姿势保持不变，滚动
脚底的筋膜球至规定的时
间后，换另一侧进行这个
练习。

小提示

　　筋膜球松解足底筋膜
是一种有效的自我松解方
法，有助于促进足底筋膜
的血液循环，缓解疼痛，
并提高足部的灵活性。这
种自我松解可以在日常生
活中进行，特别是对于长
时间站立、行走或运动的
人群。

发生急性损伤后，自己该如何处理

　　运动中如果突然发生急性损伤，身体可能会突然感到疼痛，且疼痛越来越剧烈，这时不用慌，可以采取 RICE 原则进行应急处理。RICE 源于休息（Rest）、冰敷（Ice）、压迫（Compression）和抬高（Elevation）4 个词的英文首字母。

　　休息：一旦受伤，首先要立即停止运动，马上休息。这样可以把肿胀和炎症控制在最低限度内。

　　冰敷：在受伤的 72 小时内，定时使用冰袋或冷敷包对受伤部位进行冰敷，可以减轻肿胀和疼痛。每次冰敷 15 ~ 20 分钟，一天可以冰敷 3 ~ 4 次。

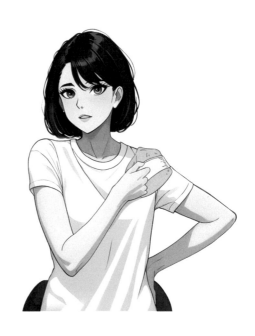

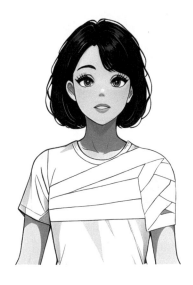

压迫：可以试着用弹性绷带轻轻包裹受伤部位，给该部位加压，以减轻肿胀。记住，不要包得过紧，以免阻止血液流动。

抬高：尽可能抬高受伤部位，这样可以帮助减少肿胀。你可以在躺下时使用枕头将受伤部位垫高。

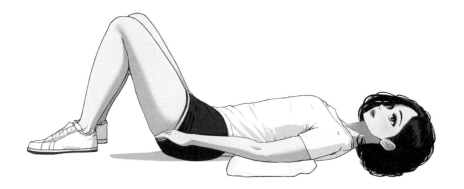

作者简介

闫琪

国家体育总局体育科学研究所研究员，博士，中国老年医学学会运动健康分会常委；美国国家体能协会认证体能训练专家（CSCS）；国家体育总局备战奥运会体能训练专家组成员；国家体育总局教练员学院体能训练培训讲师；多名奥运会冠军运动员的体能教练；中国人民解放军南部战区飞行人员训练伤防治中心专家；曾多次到不同部队进行讲座和提供体能训练指导；获"科技奥运先进个人"荣誉称号和"全国体育事业突出贡献奖"等奖项；主编《膝关节功能强化训练：预防损伤、缓解慢性疼痛与提升运动表现》《腰部功能强化训练：预防损伤、缓解慢性疼痛与提升运动表现》等多部图书。

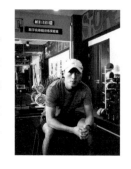

刘亮

国家队康复治疗师，擅长自行车项目训练后手法恢复治疗；自 2007 年工作至今，参与了 2009 年至今历届全运会、2018 年雅加达亚运会、2020 年东京奥运会、2022 年杭州亚运会自行车项目的康复治疗保障工作，所保障队员取得了场地自行车团体竞速奥运会金牌 1 块，亚运会金牌、全运会金牌若干的好成绩。

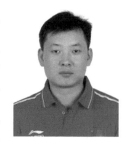